La Comunicación en la Intimidad

La comunicación y las relaciones íntimas a lo largo de la vida

Carlos P One

CAPÍTULO 1

¿Qué es la intimidad?

Si has de amarme, que sea solamente
por amor de mi amor. No digas nunca:
"Le quiero por su sonrisa, su aspecto, su modo
gentil de hablar, o por un rasgo de carácter
que concuerda con el mío, o porque aquel día
hizo que nos sintiéramos a gusto."
Porque, amor mío, estas cosas, en sí mismas,
pueden cambiar, e incluso el amor muere.
No me quieras tampoco por las lágrimas
que, compasivo, secas en mi rostro,
porque puedo olvidarme de llorar
gracias a ti, y perder así tu amor.
Por amor de mi amor quiero que me ames,
para que el amor dure eternamente.

Elizabeth Barrett Browning

Los poetas y los narradores de historias de todas las culturas han coincidido sistemáticamente en glorificar la importancia que tiene la intimidad entre las personas. La historia de una vida humana llena y con sentido siempre se ha situado en el contexto de las relaciones con los demás. Desde viajes de aventuras épicas a escenas de muerte punzantes, la riqueza de la vida y cualquier tipo de felicidad que podamos sentir se han centrado en la proximidad que encontramos en amantes, familia y amigos.

En muchos aspectos, sin embargo, la revolución industrial de 1700, la revolución científica del siglo XX y, más recientemente, la revolución tecnológica y de las comunicaciones han hecho disminuir la importancia de buscar o de encontrar la alegría, la felicidad o la satisfacción en nuestro mundo relacional (o, al menos, nos han confundido con respecto a esta importancia). El centro de atención del Occidente industrializado y, ahora, el del moderno Este capitalista se han desplazado hacia un individuo poco interesado en autodescubrirse en sus relaciones. No sólo debemos encontrar la satisfacción constante en lo más profundo de nuestra mente, de nuestro espíritu o de nuestro cuerpo, sino que estamos hechos para sentirnos culpables si alguna vez pensamos en pasar nuestro valioso tiempo y en gastar nuestra energía disfrutando de la compañía de los demás. Sin ninguna intención de desmerecer los grandes avances de los que hemos disfrutado por efecto de la industrialización, la ciencia y la tecnología, hace falta señalar no obstante que la clara tendencia a centrarse en el individuo ha disminuido aquel poético sentido del otro.

Este refuerzo de los deseos y de las recompensas individuales a lo largo de diversos siglos nos ha llevado a priorizar la juventud. La juventud es mejor que la vejez. La juventud es más bella que la vejez. La juventud es más divertida que la vejez. La juventud es más productiva que la vejez. La juventud es más sensata que la vejez. La juventud y la vejez no tienen que interactuar. Se debe hacer todo lo necesario para mantenerse joven. Hay estilos de vida e industrias enteras dedicados a mantener la imagen ideal o el sentido de la juventud y a destruir toda noción de vejez. La juventud es efímera. Cada individuo tiene que combatir los estragos de la edad. Los que escogen no entablar batalla contra el envejecimiento no están en su juicio.

Todavía más problemático que este movimiento cultural global que identifica la juventud como ideal es el concepto vinculado a él según el cual el proceso de envejecimiento es universalmente negativo. La vejez equivale a una disminución de las capacidades y de las aptitudes. El resultado inevitable de hacerse viejo es la muerte; por lo tanto, cuanto más actuamos y más nos parecemos a los viejos, más muertos estaremos. La juventud es vida. La vejez es muerte.

Aparentemente, las únicas culturas que en realidad veneran el hecho de envejecer y a las personas mayores son aquellas que no han sido afectadas por la revolución industrial, por la revolución científica o por la revolución tecnológica y de las comunicaciones. Estudios recientes han revelado que la creencia de que las culturas modernas y tecnológicas se ocupan más de los miembros mayores de sus familias es sólo un mito. De hecho, aunque la mayoría de culturas luchan por poder mantener sus poblaciones envejecidas, a menudo acaban adoptando políticas públicas que refuerzan el gran bien que supone la juventud. Parece como si el mundo entero hubiera aceptado la idea de que sólo pueden alcanzar una buena calidad de vida los individuos jóvenes e independientes. No obstante, estos prejuicios contra la vejez no parecen reflejar la realidad demográfica actual de países como España o los Estados Unidos, donde el 21,4% y el 17% de la población, respectivamente, supera los 60 años de edad. Ambos países llegarán a un porcentaje del 25% en los próximos 20 años.

La combinación de individualidad y de juventud en la sociedad ha creado un mundo en el que las actitudes y los comportamientos basados en los prejuicios contra la vejez están tan extendidos que han penetrado en todos los aspectos de nuestras vidas. Desde el diseño de los edificios hasta la atención médica, los estereotipos del envejecimiento suponen a menudo barreras insuperables y envían el mensaje claro de que ser viejo equivale a "llegar al final del camino". Los eruditos que estudian y describen nuestra manera de pensar y de actuar, y después hacen declaraciones sobre cómo tendríamos que vivir nuestras vidas, han estado fuertemente influenciados por esta orientación de la juventud centrada en el individuo. Estudio tras estudio, nos explican los horrores de hacerse viejo en este mundo que se mueve a un ritmo frenético. Sólo pueden sobrevivir los que dominan las tecnologías más punteras o los que se resignan a asumir los roles asignados a la población envejecida. Recientemente, sin embargo, algunos científicos sociales han redescubierto el mensaje positivo de los poetas y de los narradores de historias. Una asunción fundamental de este libro es que una vida con sentido se constituye a través de las relaciones que compartimos con los demás a lo largo del ciclo vital de nuestra existencia. Una característica significativa de estas relaciones es el desarrollo de la intimidad. La intimidad es un sentimiento ubicado y co-construido a través de las interacciones comunicativas con los demás. La intimidad no nos viene dada, sino que requiere esfuerzo social y competencia comunicativa. Ser un comunicador competente y habilidoso nos puede ayudar a alcanzar y a mantener la intimidad en nuestras relaciones. A menudo, la pregunta que nos planteamos es cómo podemos aprender a interactuar con los demás con el fin de conseguir intimidad en nuestras vidas y durante toda la vida. En este libro, analizaremos la intimidad y la situaremos entre las necesidades fundamentales de la vida. Trataremos la relación necesaria entre intimidad y comunicación. La intimidad en nuestras relaciones es tan importante para nuestra supervivencia como el aire que respiramos o los alimentos que comemos. No se puede tener una vida con sentido y de calidad sin un nivel importante de intimidad en nuestro mundo relacional.

Una segunda asunción fundamental de este libro es el proceso vital para mantener la intimidad en nuestras vidas. La intimidad es importante desde el mismo momento en que nacemos hasta que dejamos este mundo. Incluso quizás os podremos convencer de que, a medida que nos hacemos mayores, la importancia de la intimidad no sólo no decrece, sino que se convierte en primordial para conseguir una buena calidad de vida. La intimidad se hace más emocionante, más diversa, más alcanzable y más fundamental para nuestro bienestar general a medida que vamos llegando a los sesenta años, a los setenta, a los ochenta, a los noventa y más. Las personas más preparadas para desarrollar la intimidad en su mundo de relaciones puede que sean justamente las que llevan más tiempo en el mundo y que han aprendido las habilidades comunicativas necesarias para llegar a una intimidad óptima en una amplia variedad de relaciones.

¿Qué es la intimidad?

La intimidad es... *"calidez, satisfacción, proximidad, conexión; la intimidad es amistosa, conmovedora, afectuosa; es una unión espiritual, una unión emocional; es sentirse sano y salvo; es compartir la vida diaria; es un sentido de comprensión y una actitud paciente; es el estar el uno por el otro, es ser compañeros y ser un equipo..., todo entrelazado"*.

La intimidad es el sentimiento abrumador de calidez, confianza, felicidad y apoyo que se alcanza a través de las interacciones positivas en las relaciones significativas. Aunque la intimidad se percibe a nivel individual, se alcanza y se mantiene a través de nuestras relaciones con los demás. Es imposible pensar en alguien que tenga un nivel de intimidad aceptable en su vida sin una red de relaciones íntimas y significativas. De acuerdo con la gente que hemos entrevistado para escribir este libro, la intimidad va mucho más allá de la sexualidad; la intimidad es compleja y la experiencia que de ella (de la intimidad) se tiene se articula de diversas maneras. Mientras escribíamos este libro, preguntamos a personas de más de 75 años cómo definirían la intimidad, y la definieron como un sentimiento de... calidez, satisfacción, proximidad, conexión; como un sentimiento amistoso, que conmueve, afectuoso; como una unión espiritual, como una unión emocional; como el hecho de sentirse sano y salvo, de compartir la vida diaria; como un sentido de comprensión y una actitud paciente; de estar el uno por el otro, de ser compañeros y formar un equipo..., "todo entrelazado". Para algunos, la intimidad se define en términos de conexión; para otros, como Nancy, de 79 años, la intimidad, sólo se puede entender completamente en contraposición al distanciamiento que experimentó en su primer matrimonio. "Déjame ponerte un ejemplo", nos dice:

> "En uno de nuestros aniversarios, habíamos salido a cenar y vi aquella celebración como un nuevo comienzo, como un nuevo año. Significaba mucho para mí. Le dije cómo me sentía mientras estábamos sentados cenando y le pregunté: «¿Cómo te sientes? ¿Qué significa para ti nuestro aniversario?» Y me respondió: «Salir y beber mucho».
>
> Todo un romántico. Fui al baño y ya no volví. Salí del restaurante con mis tacones altos, volví a casa y después me fui en taxi a un hotel. Él nunca me buscó".

"De esta experiencia", continúa Nancy, "aprendí qué *no* es la intimidad. *No* es indiferencia y *no* es falta de atención".

Para la mayoría de gente, la intimidad se forja en la vida diaria, cuando nos damos de veras.

Las relaciones íntimas son socialmente importantes en todo el mundo. En la cultura española y en la cultura latinoamericana, las relaciones íntimas tienen mucho valor y disfrutan de prioridad. Para los latinos, el *personalismo*, o la intimidad en las relaciones y en el diálogo, se considera más importante que los éxitos que se puedan conseguir a lo largo de la vida. De la misma manera, las personas de estas culturas aprecian un alto grado de intimidad en sus interacciones. El *personalismo* es un valor cultural en la cultura española y en la latinoamericana, y se desarrolla de un modo activo en las interacciones sociales. El término engloba muchos significados y muchas explicaciones de comportamiento, y todos sugieren el valor que estas culturas otorgan al hecho de expresar y de mantener la intimidad en las relaciones a lo largo de la vida.

Aunque algunas personas consiguen intimidad en una única relación, la gran mayoría la consigue y la mantiene en un número moderado de relaciones (de dos a ocho) en cualquiera momento de la vida. Llegar a alcanzar la intimidad en un número apropiado de relaciones exige una cierta cantidad de tiempo y de energía. Por lo tanto, no podemos alcanzar la intimidad más que en un número limitado de relaciones. Naturalmente hay excepciones a esta "regla", por ejemplo, según el número de hijos o de hermanos que tengamos. Así pues, una parte significativa de nuestro trabajo relacional a lo largo de la vida será, por una parte, decidir si ciertas relaciones compensan el tiempo emocional y la energía comunicativa que les estamos dedicando y, por otra, si tenemos las habilidades comunicativas necesarias para conseguir una relación íntima y conservarla. A menudo nos encontraremos en situaciones en las que una relación íntima acaba en divorcio, en ruptura o en la muerte de un familiar o amigo. Cuando la intimidad se pierde, acostumbra a ir seguida de un periodo de luto. Las personas tienen que decidir si la intimidad que han sentido en una relación concreta se puede sustituir. Según la relación y en función del momento de la vida en el que estemos, podemos decidir simplemente aceptar un número menor de relaciones íntimas. Ésta decisión en concreto es más común en los adultos de mayor edad y tiene, en muchos aspectos, consecuencias significativas para la calidad global de sus vidas. Janice, de 77 años, dice que está muy satisfecha con su vida. "No soy una solitaria, soy una persona que necesita a la gente. No obstante, no puedo imaginarme intimar con alguien que no sea mi marido. Disfruto de una posición segura y controlo mi vida. Tengo a mis amigos y a mi familia. Es todo lo que me hace falta para ser feliz".

La intimidad en determinados contextos relacionales está prohibida por diversas reglas y normas sociales u organizacionales. A menudo, las organizaciones no permiten la intimidad relacional entre compañeros de trabajo con diferencias de poder formal o en el caso de que estas historias sentimentales puedan crear un ambiente hostil. Algunas religiones o sectas religiosas prohíben las relaciones íntimas entre el clero ordenado. Las instituciones de salud para estancias de larga duración pueden prohibir o, mediante su normativa, pueden hacer que sea casi imposible establecer amistades íntimas o tener encuentros íntimos ocasionales.

Cuando se pregunta a alguien si mantiene una relación de intimidad, se obtienen diversas y muy interesantes respuestas. Las respuestas no son las mismas en los hombres que en las mujeres, en los adultos más jóvenes que en los mayores, y en los individuos de culturas diferentes. Por ejemplo, los hombres acostumbran a relacionar la intimidad con la actividad sexual. Para algunos hombres parece que no se puede intimar o sentir que se ha llegado a la intimidad sin algún tipo de actividad sexual con una pareja. Bob, de 81 años, nos dijo que la intimidad para él y para su mujer consiste en recordar cómo eran sus relaciones sexuales. Para otros hombres, como Lemuel, de 86 años, "la intimidad es poder cogerse de la mano y pasear por la calle después de cenar mientras hablamos de nuestras cosas". Las mujeres también relacionan la intimidad con la actividad sexual, pero es más frecuente que la consideren un sentimiento de calidez y de amor que se puede compartir sin tener una relación sexual. Las mujeres hablan de la intimidad que comparten con sus hijos, con sus padres, y con sus amigos más íntimos. Los hombres difícilmente hablan de intimidad en una relación no sexual sin que se les recuerde o se les pregunte si es posible alcanzar la intimidad sin sexo. Una vez que se les ha apuntado o se les ha recordado que se puede sentir intimidad fuera de una relación sexual, los hombres mayores empiezan a hablar abiertamente de cómo son de próximas y de maravillosas sus relaciones con los hijos, con los nietos y con ciertos amigos.

Los individuos jóvenes (de 18 a 35 años) de ambos géneros también relacionan la intimidad con los encuentros sexuales, mientras que las personas mayores (más de 65 años) tienen un sentido de la intimidad más amplio que incluye marginalmente los encuentros sexuales, pero que también puede incluir la relación íntima que comparten con un amigo de toda la vida o con un nieto o una nieta. Es innegable el fuerte vínculo que hay entre la intimidad y la actividad sexual. Sin embargo, parece que en las últimas etapas de la vida la intimidad se entiende de manera más amplia (también para los hombres de edad avanzada) e incluye la posibilidad de conseguirla en muchos tipos de relaciones diferentes.

Asimismo parece que existen algunas diferencias culturales entre los diferentes países en cómo entendemos la intimidad a lo largo de la vida. Para los norteamericanos, la intimidad se percibe como un fenómeno que únicamente experimentan los jóvenes y que está altamente relacionada con los encuentros sexuales. Por el contrario, para la población latinoamericana, sudamericana y española, la intimidad acostumbra a entenderse como un sentimiento más amplio que se puede obtener tanto en los encuentros sexuales como fuera de estos y hasta bien entrada la edad adulta. Generalmente, en estos países se acepta que las relaciones de las personas mayores incluya una dosis saludable de actividad sexual. Hay pruebas que sugieren que, de hecho, en la vejez es cuando más se valora la intimidad y se considera un aspecto muy positivo del proceso de hacerse mayor en estas culturas en particular. La actividad sexual asociada a la intimidad se acepta y valora durante la vejez en España y en América Latina, pero no en América del Norte, dónde vejez e intimidad son consideradas un oxímoron y pocas veces los jóvenes o los individuos de mediana edad admiten la intimidad en la vejez. Hemos observado que incluso el mero hecho de mencionar la frase "intimidad y personas mayores" puede provocar una mirada de repulsión en los individuos más jóvenes que tratan de imaginárselo.

Sería demasiado simplista afirmar que la intimidad es uno de aquellos conceptos sobre los que la gente no se puede poner de acuerdo, pero que todo el mundo reconoce cuando lo experimenta. De cara a los objetivos de este libro, consideramos la intimidad como un concepto más amplio y más complejo de lo que hayan podido expresar las opiniones anteriores. Se puede encontrar intimidad en un encuentro sexual, pero los encuentros sexuales a su vez pueden tener lugar sin ninguna o con muy poca intimidad. La mayoría de terapeutas estarían de acuerdo en que la actividad sexual en el contexto de una relación íntima, duradera y comprometida es mucho más satisfactoria que el sexo con una persona relativamente desconocida. El sexo y la sexualidad, sin embargo, son aspectos fundamentales de la intimidad en ciertas relaciones y se tratarán en detalle en este libro. La intimidad que incluye el contacto sexual la relacionamos muy a menudo con parejas comprometidas que pueden o no estar desarrollando una relación de larga duración. El matrimonio es el ejemplo por excelencia de intimidad en los encuentros sexuales aceptado en la mayoría de culturas. No obstante, un examen detenido de la gran mayoría de la literatura científico-social que trata de la actividad sexual (o de la ausencia de actividad sexual) en los matrimonios sólo especifica parejas que son heterosexuales y relativamente jóvenes. La atención social a la juventud ha producido volúmenes de investigación focalizada en el estudio de la sexualidad y el matrimonio de individuos de 20 y 30 años, y casi ha desterrado a los que están casados y son un poco mayores. Diversas investigaciones apoyan el estereotipo de una vida sexual activa (por lo tanto, con unos niveles de intimidad altos) en los primeros años de un matrimonio joven que llega, finalmente, a la última etapa de la vida sin apenas sexo (y, por supuesto, sin ninguna intimidad). Estos resultados (los que apoyan dicho esterotipo) se explicarían debido al desinterés de los científicos sociales en estudiar la sexualidad y la intimidad en personas mayores que están casadas o que viven en pareja. A lo largo del libro, estudiaremos mucho más detalladamente las vidas sexuales activas de los individuos mayores y el continuo vínculo entre los encuentros sexuales y la intimidad durante la vejez.

Una de las tendencias recientes, aunque extendida en muchos países industrializados, es que hombres y mujeres experimentan relaciones con múltiples parejas sexuales, en relaciones no comprometidas y con un grado de intimidad bajo, tanto fuera como dentro del matrimonio. Muchos atribuyen este incremento de actividad sexual casual, en el caso de personas mayores, dentro y fuera del matrimonio, por los numerosos fármacos y lubricantes disponibles con o sin prescripción médica. Hay que tener en cuenta que a estos fármacos se les hace una gran publicidad y están normalmente al alcance de la mayoría de los bolsillos. También es interesante tener en cuenta que estos "potenciadores de la actividad sexual" van destinados a las personas mayores que sufren disfunción eréctil o que tienen una libido baja. Aunque mantener relaciones sexuales con múltiples parejas representa un peligro serio para la salud, el fenómeno "rollo de una noche" o "sexo casual" se considera a menudo sólo cosa de gente joven. Sin embargo, la investigación nos ha demostrado que en esta época de nuevos fármacos y lubricantes accesibles, las personas mayores tienen una parte de sus encuentros sexuales fuera de cualquier expectativa que represente comprometerse en una relación de larga duración. Así pues, la relación entre intimidad y encuentros sexuales es bastante compleja y se tratará con más profundidad más adelante.

Una asunción adicional de este libro es que los encuentros sexuales no son necesarios para que una relación llegue a ser íntima. La intimidad se puede encontrar en una gran variedad de relaciones. Podemos experimentar intimidad en nuestras relaciones de amistad. En aquellas amistades que duran diversas décadas se puede llegar a un nivel muy profundo de intimidad. La relación de amistad proporciona muchas oportunidades para mejorar la calidad de vida en cualquier momento de nuestra vida. Una red sólida de amistades íntimas se ha asociado a casi todo, desde comer bien, mejorar la forma física, o tener una visión positiva de la vida. Se ha demostrado que tener amistades es un importante indicador de calidad de vida buena y duradera. Desde el momento en que los niños y las niñas descubren por primera vez personas fuera de la familia, pasando por los años en que se rechazan a los padres y hermanos priorizando las amistades adolescentes, hasta que, finalmente, se vuelve a establecer la unión con los hermanos a medida que se van haciendo mayores, las relaciones íntimas se forman y se alimentan. Lo que es más interesante son las importantes y variadas funciones que nuestras relaciones de intimidad cumplen en las diferentes etapas de la vida. Se ha descubierto que el significado y la naturaleza de la intimidad cambia con la edad. En diferentes momentos de nuestra vida, los amigos ocupan lugares relacionales distintos. A medida que envejecemos, nuestra apreciación del valor de una red de amistades íntimas fuerte y capaz de darnos apoyo es cada vez más clara. Los que consiguen mantener una red de personas íntimas durante la vejez tienen una mayor capacidad para responder mejor a los numerosos retos que conlleva el proceso de envejecimiento. Según María, de 82 años, "Tu círculo de amigos se hace más pequeño a medida que te haces mayor". Ella cree que "es importante, al hacerte mayor, mantener relaciones de amistad con personas de tu edad porque te hace falta apoyo. Dado que los hijos normalmente están ocupados con sus propias familias, no les queda mucho tiempo por podértelo dedicar. Por lo tanto, tienes que poder contar con los viejos amigos".

Los que han perdido su red de amistades íntimas por muertes, traslados o falta de movilidad a causa de una enfermedad luchan no sólo con los retos físicos que supone envejecer, sino también con los numerosos obstáculos mentales que, a la larga, pueden acabar en depresión y en una pérdida de las ganas de vivir. Un gran número de individuos de la tercera edad con quienes hemos trabajado profesionalmente y otros que hemos entrevistado para hacer este libro nos han hecho saber que la intimidad es un ingrediente esencial para la salud física y mental de las personas.

Ciertamente, podemos encontrar la intimidad en el vínculo entre padres e hijos. Desde los primeros momentos de la vida y hasta bien entrada la adolescencia, padres e hijos establecen lazos y sienten un nivel de proximidad entre ellos que es difícilmente explicable con palabras. De nuevo, los científicos sociales interesados en el vínculo que se establece entre padres e hijos se han centrado en los primeros años de esta relación. Se han publicado numerosos libros de autoayuda que proporcionan indicaciones, momento a momento y mes a mes, sobre cómo ser un buen padre y cómo hacer frente a los retos a los que se enfrentan los padres al cuidar y socializar a sus hijos.

Igualmente, existen manuales para los padres y adolescentes que están luchando en las inevitables negociaciones de poder y en las maniobras de independencia que acompañan los años de adolescencia. Consideramos importante puntualizar que la intimidad que se establece entre padres e hijos se mantiene a lo largo de toda la vida, si bien con diversos grados de conexión.

A diferencia de lo que ocurre en ciertas especies animales o de algunos mitos que defienden el alejamiento inevitable entre los padres y su prole a medida que los hijos salen de la adolescencia y los padres entran en la madurez, el vínculo humano entre ambas partes se mantiene próximo, comprometido y funcional hasta el final de la vida. Los cambios fascinantes que tienen lugar en la relación entre padres e hijos a lo largo de la vida a menudo están estrechamente relacionados con la renegociación de la intimidad en este vínculo establecido para toda la vida (trataremos este punto en capítulos posteriores). Por lo tanto, el mismo significado de intimidad puede cambiar en una misma relación y, seguramente para servir mejor a ambos participantes.

En nuestras vidas, también se pueden considerar excelentes fuentes de intimidad otras relaciones familiares. En la cultura latinoamericana y española, la familia se considera una de las instituciones más importantes. Las personas de estas culturas valoran toda la unidad familiar, no sólo el matrimonio.

El término *familiar* hace referencia al valor cultural de este modelo de familia en los hogares latinos y españoles. Muchas veces, la actividad de la familia, criar a los hijos y las obligaciones familiares tienen prioridad sobre el funcionamiento del matrimonio. Estas culturas otorgan importancia a cultivar la intimidad en diferentes lazos familiares, como el vínculo entre hermanos, y no sólo en la relación matrimonial. Los científicos sociales que estudian a las familias han olvidado durante mucho tiempo la relación entre hermanos. No obstante, la relación fraternal es quizás la más duradera y, en muchos casos, la más adaptable y funcional que se puede tener a lo largo de la vida. Antes se pensaba que los hermanos se iban de casa durante los primeros años de la edad adulta, se concentraban en sus propias vidas y, de alguna manera, olvidaban que tenían hermanos y hermanas. Evidentemente, para la mayoría de gente, nada está más lejos de la realidad. De hecho, los hermanos mantienen un contacto frecuente y sólo en contadas ocasiones se ignoran completamente en algún momento de sus vidas. Es cierto que los primeros años de vida adulta acostumbran a caracterizarse por una reducción del contacto entre hermanos debido a la concentración en la carrera profesional y en las responsabilidades familiares inmediatas. Sin embargo, esta reducción del contacto no está asociada a una reducción de los sentimientos de proximidad. Además, después de que los hijos de los hermanos se hayan marchado de casa, los hermanos acostumbran a restablecer el contacto y a renegociar una relación mucho más próxima. Algunos estudios sugieren que esta proximidad renovada durante la edad adulta y la vejez es comparable a los niveles de proximidad que tenían cuando eran pequeños. En muchas culturas, no es del todo infrecuente que los hermanos vivan juntos al hacerse viejos, después de que sus parejas hayan muerto.

La intimidad sólo se puede obtener y mantener con un comportamiento comunicativo competente

La relación entre abuelos y nietos es un lazo familiar adicional que en los últimos tiempos ha captado la atención de los estudiosos de la familia. Esta relación puede muy bien durar más de treinta años, teniendo en cuenta que el incremento de la esperanza de vida habido en los últimos años. En algunas culturas, los abuelos son los encargados de criar a los nietos, lo cual ofrece a los padres la oportunidad de pasar más tiempo dedicado a obtener recursos económicos para toda la familia. En estas culturas, los abuelos han reinventado su rol y funcionan como unos activos participantes más dentro de la estructura familiar. Estudios recientes indican que, a menudo, los abuelos proporcionan a los nietos recursos económicos para que vayan a la universidad, paguen su boda, o bien den la entrada de una casa. Los abuelos también ofrecen apoyo emocional durante los últimos años de adolescencia, a veces turbulentos, y en los primeros años de adultez. Incluso pueden hacer de amortiguador entre los padres y los nietos no sólo para intervenir cuando haga falta, sino también como historiadores de la familia o bien como modelos de buen comportamiento.

El factor común en todos los tipos de relaciones que hemos tratado en este capítulo es que la intimidad sólo se puede alcanzar y mantener a través de un comportamiento comunicativo competente. Para conseguir la intimidad en cualquier relación, tenemos que ser capaces de interactuar de manera que desarrollemos la confianza y el afecto. Tenemos que comunicar que prestamos atención. Tenemos que saber expresar nuestras actitudes, nuestras creencias e incluso nuestros secretos más íntimos. Debemos tener la capacidad de confortar y de dar apoyo. A menudo tenemos que guardar silencio. Hemos de saber cuándo debemos privarnos de hacer comentarios y permitir que el otro domine la conversación. Debemos tener ganas de escuchar y entender la angustia y la preocupación desde la perspectiva del otro. Todavía más importante, tenemos que estar dispuestos a adaptarnos y a renegociar el significado de intimidad en la relación a medida que pasa el tiempo. Todas estas habilidades comunicativas nos ayudan a conseguir y a mantener la intimidad en nuestras vidas.

CAPÍTULO 2

La intimidad a lo largo de la vida

La primera vez que una madre y un padre ven y tocan a su bebé, empieza la dinámica para desarrollar y mantener la intimidad en la relación entre padres e hijos. Para la mayoría de padres novatos, el gozo de traer un hijo al mundo es tan abrumador que la intimidad es instantánea, intensa, y a menudo se considera un imperativo biológico. Pero esta intimidad y este vínculo instantáneos entre padres e hijos después del nacimiento no siempre son tan espontáneos y llenos de emoción positiva. Un porcentaje bastante significativo, aunque relativamente bajo, de padres novatos de todas las culturas pasan momentos difíciles a la hora de aceptar al bebé en sus vidas, y tienen que dedicar mucho empeño para conseguir incluso el nivel de intimidad más rudimentario. Este sentido de intimidad instantánea también se observa cuando dos desconocidos sienten una atracción mutua irresistible al cruzar la mirada en una habitación llena de gente. Se cree que este fenómeno de "amor a primera vista" acostumbra a tener lugar durante la adolescencia y también en la mediana edad. No obstante, estudios recientes indican que el "amor a primera vista" se manifiesta también en personas de 80 y 90 años.

Betty, una residente de una comunidad de jubilados de 83 años, perdió hace más de diez años al que fue su marido durante 55 años. Nunca habría imaginado que pudiera sentirse tan próxima a otro hombre hasta que George llegó a la misma comunidad de jubilados hace un año. Mientras se trasladaba a su apartamento y Betty lo vio por primera vez, "Un relámpago me recorrió todo el cuerpo". Betty nos dijo que pensaba en él constantemente y, después de unos días, por fin tuvo el valor de presentarse mientras estaban en el comedor. "Me sentí como una niña pequeña... Me ruboricé y hablaba con torpeza". Betty y George fueron a vivir juntos seis semanas más tarde. El primer contacto visual y el intenso sentimiento de intimidad instantáneo pueden aparecer tanto en el comedor de unas instalaciones para jubilados, lleno de octogenarios sanos, como en un pub irlandés lleno de jóvenes.

Realmente, la intimidad es un sentimiento que todos experimentamos a lo largo de nuestra vida. Sentimos la intimidad desde el momento en que nacemos y a lo largo de toda nuestra vida, y es un componente esencial de nuestra capacidad para llevar una vida rica y con sentido. Este capítulo tratará de qué manera cambian la naturaleza y la función de la intimidad a medida que nos vamos haciendo mayores. El papel tan importante que juega la intimidad en nuestras vidas se modera a menudo por factores como las normas culturales de una sociedad determinada, el género de las personas que configuran la relación, las habilidades comunicativas necesarias para llegar a la intimidad y mantenerla, y las limitaciones físicas y psicológicas que nos pueden impedir conseguir la intimidad que anhelamos.

Una consideración adicional importante a la hora de hablar de la naturaleza y de la función de la intimidad a lo largo de la vida es de qué manera las normas relacionales ayudan a guiarnos hacia los comportamientos de intimidad adecuados en ciertas relaciones. En otras palabras, la manera en que comunicamos la intimidad puede ser bastante diferente en los vínculos familiares, en las amistades y en las relaciones amorosas.

Como hemos indicado anteriormente, todos nosotros hemos entrado en este mundo como criaturas del todo dependientes e indefensas. Nuestros padres y nuestros cuidadores participaban de manera activa a la hora de formar un vínculo relacional íntimo con nosotros absolutamente necesario para reforzar las numerosas tareas que hay que llevar a cabo para cuidar de un bebé. Los bebés, además, no son totalmente silenciosos e incapaces de comunicar. Sonríen, ríen, huelen bien y tienen comportamientos graciosos; todo ello nos empuja a desarrollar los primeros sentimientos de calidez, confianza, felicidad y apoyo que, en la mayoría de casos, continúa a lo largo de toda nuestra vida. Los primeros años de existencia se caracterizan por un número relativamente bajo de relaciones familiares que, a menudo, provocan sentimientos de intimidad intensos y sirven para satisfacer todas las posibles necesidades imprescindibles, físicas y psicológicas. Así pues los padres que mantienen niveles de intimidad adecuados con sus hijos satisfacen las necesidades físicas, sociales y psicológicas para su crecimiento. Los niños pequeños son dependientes y la intimidad y el vínculo que se consigue en la relación entre padres e hijos ayuda a asegurar que el niño se desarrolle correctamente hasta llegar a la adolescencia. Normalmente, estos padres que establecen vínculos afectivos y de intimidad con sus hijos encuentran que su papel como padres es muy gratificante y se sienten altamente satisfechos. Además, los niños pueden desarrollar simultáneamente intimidad en sus relaciones fraternales y también con sus abuelos. En la mayoría de casos, cada una de estas relaciones familiares es una conexión segura, tierna y de confianza, llena de felicidad y de ayuda mutua. En los mejores casos, el niño empieza a aprender cómo ser un participante más verbalmente activo en las relaciones familiares y es capaz de corresponder a las señales de proximidad compartida y de mantener sentimientos de intimidad relacional. Sin duda, los aspectos positivos asociados a la intimidad de las relaciones se pueden interrumpir trágicamente por el abuso y la negligencia, que aparecen con demasiada frecuencia en las familias jóvenes. Ello resulta escandaloso para mucha gente, vistas las expectativas universales y culturales según las cuales la infancia tiene que ser un periodo de ternura y de seguridad.

Si hacemos un seguimiento del niño a lo largo de sus primeros años de vida hasta la adolescencia veremos que va desarrollando nuevas relaciones de amistad; conoce a otros niños de edad similar fuera de la familia inmediata, lo cual supone la emergencia de un nuevo tipo de intimidad con sentimientos parecidos de calidez, confianza, felicidad y apoyo. A veces es bastante difícil para los padres y los hermanos novatos observar que se están formando nuevos vínculos fuera del entorno de la familia inmediata y que estas relaciones robarán tiempo a la interacción frecuente y emocionalmente intensa entre padres e hijos o hermanos. La adolescencia, claro está, es una época de diversidad de relaciones y, por lo tanto, también de encuentros íntimos singulares. Los imperativos biológicos empiezan a chocar con las necesidades sociales y psicológicas. Los adolescentes experimentan con un nuevo tipo de intimidad dominada por la actividad sexual en la mayoría de encuentros heterosexuales y por comportamientos comunicativos específicos de cada género en las amistades del mismo sexo. Las normas familiares, culturales y sociales guían el comportamiento interpersonal durante la adolescencia, pero los adolescentes a menudo las ignoran. En muchas culturas, las normas (de género, familiares y sociales) que guían el comportamiento interpersonal se comunican de una manera demasiado dura, poco informativa y desde la perspectiva adulta, y llegan a crear un clima de opresión que puede conducir a un adolescente a romperlas. Durante este periodo, los adolescentes quieren empezar a desarrollar su independencia y se resisten a la guía de los padres, a la vez que conservan la conexión emocional con ellos. Es en esta época de desarrollo de fuertes vínculos románticos íntimos con los amigos que empiezan a tener lugar los cambios comunicativos más sorprendentes que ponen a prueba el vínculo entre padres e hijos. El adolescente que antes se comunicaba con frecuencia y abiertamente con su padre o su madre ahora rechaza hacerlo y, de hecho, puede evitar totalmente la interacción con los padres. Muchos adolescentes se esconden para que no los vean en público con uno de los padres (o con cualquier adulto), y sólo se abren y se presentan como son con los amigos. A lo largo del progreso hacia la autonomía adolescente, la relación entre padres e hijos a menudo se convierte en turbulenta y experimenta retos a la hora de mantener la misma forma de intimidad que se había disfrutado en años anteriores.

Mientras pasamos de la adolescencia a los primeros años de la edad adulta, la intimidad se redefine de nuevo en nuestro mundo de relaciones. El compromiso en los encuentros sexuales se convierte en la norma o, al menos, las conversaciones sobre el compromiso con una pareja ocurren con más frecuencia. La intimidad en una relación larga puede representar la transición hacia el matrimonio. Cuando los adultos jóvenes entran en el mundo laboral, la independencia económica respecto de los padres puede convertirse en una realidad. Muchas de las necesidades físicas y psicológicas que se tenían en la relación entre padres e hijos ahora se colman en otras relaciones, ya sean íntimas o no. No obstante, el vínculo entre padres e hijos continúa siendo fuerte y se ha demostrado que la frecuencia de la interacción entre padres e hijos que han entrado en los primeros años de la edad adulta aumenta en comparación con los años de adolescencia. Los primeros años de la vida adulta pueden ser una época difícil, porque los individuos pasan de una relación sexual íntima a otra con el fin de encontrar a alguien con quien pasar el resto de la vida. Al mismo tiempo, los primeros años de la vida adulta constituyen la época en la que los que un día fueron bebés empiezan su etapa como padres.

Hay que tener en cuenta que las relaciones más importantes que construimos durante los primeros años de la edad adulta tienen lugar en el trabajo. Los adultos jóvenes pasan una cantidad de tiempo importante en el trabajo y, por lo tanto, interactúan con muchas otras personas similares que, normalmente, coinciden en edad y, cada día, se enfrentan a muchos de los mismos retos personales, sociales y relacionales. Estudios recientes han demostrado que muchos individuos no sólo tienen citas, sino que se casan con una persona del trabajo. La intimidad en el puesto de trabajo es, pues, bastante común. Tal como se ha dicho antes, las organizaciones a menudo tienen normas que prohíben los encuentros sexuales entre compañeros de trabajo. Eso es especialmente cierto entre los compañeros de trabajo que no tienen el mismo poder o el mismo estatus laboral. Sin embargo, estos compañeros de trabajo continúan interactuando y desarrollando relaciones íntimas. Estas relaciones a menudo se basan no sólo en la proximidad, sino en las muchas cosas que tienen en común tanto en el trabajo como en la vida fuera del entorno laboral; además estas relaciones funcionan para solucionar muchas de las cuestiones con las que se enfrentan los jóvenes. Ahora, en vez de con los padres, las conversaciones para pedir consejo son más frecuentes con los amigos que comparten los lugares de trabajo.

Los científicos sociales no han estudiado mucho la mediana edad. Esta falta de investigación especializada no nos permite ver la complejidad de nuestra vida relacional en la mediana edad. Las relaciones familiares íntimas alcanzan su nivel más alto de intensidad al alcanzar los 30, los 40 y los 50 años. Los padres están en condiciones de tener múltiples relaciones intergeneracionales con sus hijos adolescentes o que acaban de entrar en la edad adulta, con sus padres que pueden tener 60 o 70 años, y a menudo con los abuelos, que tienen 80 o 90 años. Ésta familia multigeneracional proporciona muchas oportunidades diferentes para la intimidad. La edad madura a menudo funciona para dar apoyo emocional, físico y económico a las necesidades y a los deseos de los hijos y de los padres simultáneamente. Conocida como *la generación sándwich*, precisa de diversas habilidades comunicativas para mantener un alto nivel de intimidad, vistas las exigencias específicas de ser padres, mientras se negocia la dinámica del cambio de poder con los padres más mayores. Al, de 82 años, nos habla del reto que significa mantener intimidad cuando se es joven:

> "Cuando se es más joven, las cosas van a toda prisa y [hay] más presión para subir a la familia, para cubrir las necesidades materiales, para tener éxito en la vida y para cuidar de los padres. Siempre estás ocupado y no tienes mucha paciencia con [tu mujer]. En realidad [cuando eres joven] no disfrutas del tiempo como lo haces en años posteriores".

Para algunos adultos de mediana edad, mantenerse ocupados, distraídos e inmersos en diversas actividades puede resultar difícil. Para otros, pasar del desarrollo de una relación de romance a mantener una relación con una pareja cuyo cuerpo está cambiando presenta una barrera psicológica para la intimidad. Sue, de 76 años, y su marido estaban enamorados, pero a los 30 años, cuando ella le dijo que estaba embarazada,

> "Él nunca mantuvo relaciones sexuales conmigo después de decírselo. A lo largo de los nueve meses de embarazo, nunca me tocó y, para mí, aquello era toda una pérdida porque entonces es cuando tienes que estar segura! Viví diez años en celibato, pero casada".

**Ahora hago ir el correo electrónico y cada día recibo un mensaje de al menos una de mis hermanas.
Eso me gusta.**

Las relaciones de amistad son importantes durante las etapas centrales de la vida adulta, pero a debido a las exigencias de la familia multigeneracional acostumbran a volverse menos significativas. Las relaciones en el trabajo también decrecen un poco por lo que respecta al grado de intimidad, ya que el centro principal de la mediana edad ya no es tanto la carrera o el trabajo, sino que se traslada hacia la preparación de los hijos para la independencia mientras los padres se acercan cada vez más a un estado de dependencia. Puede haber un periodo de tiempo durante la edad adulta en el que los hijos se han ido de casa (el nido vacío) y los padres todavía son independientes. Esta época sin responsabilidades hacia la familia inmediata puede ser bastante intensa para los adultos de mediana edad cuando recuperan la proximidad en el matrimonio. También puede ser un periodo en el que las parejas se alejan al darse cuenta de que su matrimonio no puede funcionar sin tener hijos de los que ocuparse.

La relación entre hermanos vuelve a cobrar importancia durante la edad adulta. Los hermanos a menudo vuelven a conectar y empiezan a interactuar con más frecuencia cuando sus hijos se van de casa y los padres se hacen más dependientes y tienen menos salud. Los hermanos de mediana edad hablan de un aumento de los niveles de intimidad mutua y acostumbran a estar muy satisfechos de volver a ser una parte importante de la vida del otro, aunque es corriente que la relación se revitalice en un contexto de crisis familiar. Sharon, de 81 años, dice que

> Sólo hablaba con mis hermanas dos o tres veces el año mientras criaba a mis hijos, y nos veíamos durante algunas vacaciones. Pero no fue hasta que mis hijos se hicieron mayores que reanudé la relación con [mis hermanas], cuando tuvimos que encontrarnos después de que muriera mi padre para hablar de cómo llevar los temas de salud de mi madre. Podemos decir que teníamos una causa común, y empezamos a hablar y a vernos más. Ahora hago ir el correo electrónico y cada día recibo un mensaje de al menos una de mis hermanas. Eso me gusta.

Las últimas etapas de la edad adulta representan una época de transición importante. Los países industrializados modernos han establecido la norma de la jubilación. Los adultos de edad avanzada abandonan la vida laboral, lo cual puede significar dejar las amistades íntimas que se tenían en el trabajo y que han durado diversas décadas. El trabajador jubilado pasa de estar la mayor parte del día en el trabajo a estar en casa, donde pasará mucho tiempo con el cónyuge intentando renegociar la relación. Durante esta época, los adultos jubilados también se tienen que adaptar a salir adelante con menos seguridad económica y, a menudo, con diversos problemas crónicos de salud que pueden reducir la capacidad de llevar a cabo tareas que antes hacían fácilmente. La gran mayoría de personas mayores afirman estar satisfechas con su vida y aseguran tener un nivel de salud aceptable. Estos adultos que luchan con los retos que plantea la vejez, sin embargo, también declaran tener redes sociales de familia y de amigos más pequeñas y menos satisfactorias. Quizás en ninguna otra época de la vida es tan importante alcanzar la intimidad en un amplio abanico de relaciones con el fin de mantener la salud física y mental.

El matrimonio en edades avanzadas puede ser la relación más íntima de la vida. Ahora hablamos del alto porcentaje de matrimonios de más de 65 años que han estado casados durante más de treinta. El catolicismo es la religión principal en España, en América Latina y en Suramérica, aunque haya disminuido con los años. Igualmente, el divorcio es menos común en estas culturas que en América del Norte. Aunque la separación y el divorcio son cada vez más aceptados, en Chile el divorcio aún es ilegal. Por lo tanto, los vínculos maritales largos son comunes en la cultura latinoamericana y en la cultura española. Las personas que mantienen matrimonios largos tienen los niveles más altos de satisfacción marital y de bienestar en la vida. Los adultos casados y de edades avanzadas son las personas mayores más saludables y más activas. Los que han mantenido un matrimonio largo han aprendido a comunicarse de modo competente en la relación y tienen muchas estrategias para darse apoyo emocional. La actividad sexual que a menudo comunicaba intimidad en esta relación continúa funcionando de una manera similar a lo largo de toda la relación (se tratará más la frecuencia y la importancia de la actividad sexual en los adultos en edades avanzadas en el capítulo 3). Estos cónyuges cubren muchas de las necesidades físicas, psicológicas, económicas y espirituales de sus parejas de maneras que no habían experimentado en otros momentos de la vida.

Las parejas de personas mayores señalaron como rasgos básicos para un matrimonio satisfactorio y largo la consideración recíproca, la sensibilidad, el amor, el afecto, la empatía mutua, la preocupación por los hijos y nietos, una sexualidad continuada y agradable, la comprensión y los valores compartidos.

Es interesante que los adultos de edad avanzada de todo el mundo con matrimonios satisfactorios y largos hablen de relaciones largas y saludables con características similares. Cerca de 900 parejas casadas de hace tiempo (de 25 a 45 años) de cinco continentes distintos (África, Europa, América del Norte, Suramérica y Asia) han participado recientemente en un estudio global. Los eruditos examinaron qué les había proporcionado unos matrimonios tan satisfactorios. Sus experiencias y percepciones eran parecidas, sin tener en cuenta el país de origen. Estas parejas de personas mayores que hace tiempo que están casadas mencionaron unas características comunes, una de las cuales era la intimidad (definida como un sentido de pertenencia mutua). Este sentido de pertenencia iba más allá de la pareja y llegaba a una red familiar más extensa y al círculo de amigos. También mencionaron otros rasgos que ayudaban a explicar su conexión larga e íntima. Por ejemplo, señalaron como rasgos básicos para un matrimonio satisfactorio y largo la consideración recíproca, la sensibilidad, el amor, el afecto, la empatía mutua, la preocupación por los hijos y nietos, una sexualidad continuada y agradable, la comprensión y los valores compartidos.

La gran mayoría de personas mayores del mundo son también abuelos activos. En la mayor parte de culturas, el papel de los abuelos se respeta y se admira. En este papel, las personas mayores alcanzan la intimidad con sus nietos a través del apoyo emocional positivo y de las enseñanzas a la generación más joven sobre la historia familiar y la tradición. Los estudios han demostrado que esta noción de volver a las generaciones más jóvenes (generatividad) no sólo crea un vínculo íntimo y próximo con los nietos, sino que sirve para que la persona mayor cree sentimientos positivos de autoestima. Los abuelos que dan apoyo instrumental también pueden ayudar a los padres que necesitan un descanso de las exigencias constantes de la paternidad, lo cual representa una oportunidad para reforzar la intimidad entre el padre o la madre y su padre o su madre.

La relación entre hermanos en edades avanzadas puede llegar a alcanzar un punto de gran intimidad durante los últimos años de sus vidas. Los estudios demuestran que los niveles de proximidad entre hermanos de edades avanzadas a menudo reflejan los niveles de proximidad más altos obtenidos a lo largo de toda la vida. A los hijos, sin embargo, no se les pide que llenen encuestas sobre sus sentimientos de proximidad con los hermanos; así pues, tenemos una información incompleta sobre este tema. No obstante, cuando se pregunta a los adultos más mayores a quiénes pedirían consejo en materia emocional, sobre problemas de viaje o en temas de salud, escogen a los hermanos con la misma frecuencia que escogen a los cónyuges y a los hijos. La intimidad en la relación entre hermanos en edades avanzadas se compara a menudo con la intimidad que se siente con las viejas amistades. Los hermanos tienen una historia de experiencias similares que, a veces, se traduce en valores, actitudes y creencias parecidas.

Las amistades en edades avanzadas también se han relacionado con niveles altos de total bienestar y satisfacción. Los amigos pueden hablar de cosas que los miembros de la familia prefieren no tratar. Los estudios han sido muy consistentes a la hora de otorgar importancia al hecho de tener al menos una relación de amistad íntima para mantener un estilo de vida saludable en nuestra vejez. La persona mayor que puede mantener una combinación de vínculos íntimos, familiares y de amistad, tiene excelentes probabilidades de conservar una muy buena calidad de vida durante el proceso de envejecimiento.

Se han propuesto muchas teorías sociales para ayudar a explicar la vida social de las personas mayores y las posibles conexiones con su calidad de vida. Los teóricos del descompromiso sugieren que para que los adultos de edades avanzadas puedan mantener un alto nivel de satisfacción tendrían que retirarse gradualmente de las relaciones sociales y rendirse ante el hecho de que la sociedad se aleja de ellos. Por otra parte, los teóricos de la actividad sugieren que para que los adultos de edades avanzadas maximicen los sentimientos de bienestar tienen que mantener e, incluso, aumentar su actividad social. Los teóricos de la continuidad argumentan que, sea cual sea el nivel de actividad social que nos haga felices durante los primeros años como adultos y cuando somos adultos de mediana edad, haría falta mantenerlo al entrar en la vejez. La investigación que prueba estas teorías es bastante confusa.

Algunos estudiosos americanos en gerontología utilizan la teoría de la selectividad socioemocional para trabajar en los descubrimientos, a menudo contradictorios, que intentan explicar la relación entre la actividad social de las personas mayores y su calidad de vida. Han observado que a medida que van envejeciendo las personas mayores se centran en unas pocas relaciones y con estas relaciones establecen e intensifican sus sentimientos de intimidad. Las otras personas que estaban dentro de sus redes sociales y con las cuáles, en un momento determinado, mantuvieron relaciones íntimas de parentesco o amistad son excluidas lentamente de sus actividades diarias de interacción.

El factor que sirve para impulsar este proceso de reducción y de intensificación de las propias relaciones sociales es el tiempo. La percepción de tener menos tiempo de vida hace que invirtamos nuestras energías en pocas relaciones, pero muy íntimas. Los amigos íntimos y la familia se convierten en el círculo íntimo del mundo de los mayores. Las personas mayores que hacen una transición competente de una gran red de relaciones íntimas y no íntimas a un número de relaciones íntimas más pequeño y emocionalmente más intenso tienen más probabilidades de mantener una buena calidad de vida.

La intimidad es un sentimiento que empieza cuando nacemos y que perdura a lo largo de toda la vida. Sin duda, la manera en que experimentamos la intimidad cambia a medida que nos hacemos mayores. Nuestras experiencias con la intimidad están influenciadas por la cultura, por las normas sociales, por el género, por la competencia comunicativa, por nuestras habilidades físicas y por nuestra madurez psicológica. Aparecen las normas relacionales que guían el comportamiento comunicativo íntimo en las diversas relaciones y en diferentes momentos de nuestras vidas. Un aspecto importante de la intimidad en algunos tipos de relaciones (por ejemplo, en la relación marital) que a menudo se considera negativo al referirse a las personas mayores es la actividad sexual. Oímos con demasiada frecuencia el mensaje que parte del proceso "normal" de envejecimiento consiste en perder el interés o la habilidad de mantener actividad sexual durante la vejez. En el capítulo 3, desmentimos este mito y exploramos el papel que juega el sexo en la intimidad durante esta etapa de la vida.

La primera vez que una madre y un padre ven y tocan a su bebé, empieza la dinámica para desarrollar y mantener la intimidad en la relación entre padres e hijos. Para la mayoría de padres novatos, el gozo de traer un hijo al mundo es tan abrumador que la intimidad es instantánea, intensa, y a menudo se considera un imperativo biológico. Pero esta intimidad y este vínculo instantáneos entre padres e hijos después del nacimiento no siempre son tan espontáneos y llenos de emoción positiva. Un porcentaje bastante significativo, aunque relativamente bajo, de padres novatos de todas las culturas pasan momentos difíciles en el momento de aceptar al bebé en sus vidas, y les cuesta mucho conseguir incluso el nivel de intimidad más rudimentario. Este sentido de intimidad instantánea también se observa cuando dos desconocidos sienten una atracción mutua irresistible al cruzar la mirada en una habitación llena de gente. Se cree que este fenómeno de "amor a primera vista" acostumbra a tener lugar durante la adolescencia y también en la mediana edad. No obstante, estudios recientes indican que el "amor a primera vista" se manifiesta también en personas de 80 y 90 años.

Betty, una residente de una comunidad de jubilados de 83 años, perdió hace más de diez años al que fue su marido durante 55 años. Nunca habría imaginado que pudiera sentirse tan próxima a otro hombre hasta que George llegó a la misma comunidad de jubilados hace un año. Mientras se trasladaba a su apartamento y Betty lo vio por primera vez, "Un relámpago me recorrió todo el cuerpo". Betty nos dijo que pensaba en él constantemente y, después de unos días, por fin tuvo el valor de presentarse mientras estaban en el comedor. "Me sentí como una niña pequeña... Me ruboricé y hablaba con torpeza". Betty y George fueron a vivir juntos seis semanas más tarde. El primer contacto visual y el intenso sentimiento de intimidad instantáneo pueden aparecer tanto en el comedor de unas instalaciones para jubilados, lleno de octogenarios sanos, como en un pub irlandés lleno de jóvenes.

Realmente, la intimidad es un sentimiento que podemos experimentar en todos y cada uno de los ciclos vitales de nuestra existencia. Sentimos la intimidad desde el momento en que nacemos y a lo largo de toda nuestra vida, y es un componente esencial de la capacidad de una persona para llevar una vida rica y con sentido. Este capítulo tratará de qué manera cambian la naturaleza y la función de la intimidad a medida que nos vamos haciendo mayores. El papel tan importante que juega la intimidad en nuestras vidas se modera a menudo por factores como las normas culturales de una sociedad determinada, el género de las personas que configuran la relación, las habilidades comunicativas necesarias para llegar a la intimidad y mantenerla, y las limitaciones físicas y psicológicas que nos pueden impedir conseguir la intimidad que anhelamos. Una consideración adicional importante al hablar de la naturaleza y de la función de la intimidad a lo largo de la vida es de qué manera las normas relacionales ayudan a guiarnos hacia los comportamientos de intimidad adecuados en ciertas relaciones. En otras palabras, la manera en que comunicamos la intimidad puede ser bastante diferente en los vínculos familiares, en las amistades y en las relaciones amorosas.

Como hemos indicado anteriormente, todos nos iniciamos en este mundo como criaturas totalmente dependientes e indefensas. Nuestros padres y cuidadores participaron activamente en formar un vínculo relacional íntimo con nosotros que es absolutamente necesario para reforzar las numerosas tareas que hay que llevar a cabo para cuidar del recién nacido.

Los bebés, por su parte, no son totalmente no-comunicativos o comunicativamente silenciosos. Sonríen, ríen, huelen bien y tienen comportamientos graciosos; todo ello ayuda a desarrollar los primeros sentimientos de calidez, confianza, felicidad y apoyo que, en la mayoría de casos, continúa a lo largo de toda nuestra vida. Los primeros años de existencia se caracterizan por unas relaciones familiares con un número relativamente bajo de personas que, generalmente, provocan sentimientos de intimidad intensos y sirven para satisfacer todas las posibles necesidades físicas y psicológicas. Los padres e hijos, que saben mantener unos niveles de intimidad adecuados en su relación, normalmente consiguen que las necesidades físicas, sociales y psicológicas necesarias para el crecimiento del bebe sean satisfechas. Además, los niños pequeños son dependientes y la intimidad y el vínculo que se consigue en la relación entre padres e hijos ayuda a asegurar que el niño se desarrolle correctamente hasta llegar a la adolescencia. Los padres, por su parte, reportan altos niveles de satisfacción en su relación y frecuentemente encuentran que su papel como padres es muy gratificante y lleno de intimidad. Los niños pequeños son dependientes y la intimidad y el apego alcanzado en la relación entre padres e hijos ayuda a asegurar que el niño se convierte en un adolescente saludable. Simultáneamente, los niños y niñas pueden desarrollar intimidad en sus relaciones con sus hermanos y también con sus abuelos. En la mayoría de casos, cada una de estas relaciones familiares es una conexión segura, tierna y de confianza, llena de felicidad y de ayuda mutua. En los mejores casos, el niño/a empieza a aprender cómo ser un/a participante más verbalmente activo/a en las relaciones familiares y es capaz de reciprocar señales de proximidad compartida y de mantener sentimientos de intimidad relacional. Sin duda, los aspectos positivos asociados a la intimidad de las relaciones se pueden interrumpir trágicamente por el abuso y la negligencia, que aparecen con demasiada frecuencia en las familias jóvenes. Ello es escandaloso para la mayoría de las personas, dadas las expectativas universales y culturales según las cuales la infancia tiene que ser un periodo de ternura y de seguridad.

Si hacemos un seguimiento del niño/a a lo largo de sus primeros años de vida hasta la adolescencia veremos que va desarrollando nuevas relaciones de amistad; conoce a otros niños/as de edad similar fuera de la familia inmediata, lo cual supone la emergencia de un nuevo tipo de intimidad con sentimientos parecidos de calidez, confianza, felicidad y apoyo. A veces es bastante difícil para los padres y los hermanos noveles observar que se están formando nuevos vínculos fuera del entorno de la familia inmediata y que estas relaciones robarán tiempo a la interacción frecuente y emocionalmente intensa entre padres e hijos o hermanos. La adolescencia, claro está, es una época de diversidad de relaciones y, por lo tanto, de encuentros íntimos únicos. Los imperativos biológicos empiezan a colisionar con las necesidades sociales y psicológicas. Los adolescentes experimentan con un nuevo tipo de intimidad dominada por la actividad sexual en la mayoría de encuentros heterosexuales y por comportamientos comunicativos específicos de cada género en las amistades del mismo sexo. Las normas familiares, culturales y sociales guían el comportamiento interpersonal durante la adolescencia, pero los adolescentes a menudo las ignoran. En muchas culturas, las normas (de género, familiares y sociales) que guían el comportamiento interpersonal se comunican de una manera demasiado dura, poco informativa y desde la perspectiva de los adultos, y llegan a crear un clima de opresión que puede conducir a un adolescente a romperlas. Durante este periodo, los adolescentes quieren empezar a desarrollar su independencia y se resisten a la guía de los padres, a la vez que conservan la conexión emocional con ellos. Es en esta época de desarrollo de fuertes vínculos íntimos con los amigos cuando empiezan a tener lugar los cambios comunicativos más sorprendentes que ponen a prueba el vínculo entre padres e hijos. El adolescente que antes se comunicaba con frecuencia y abiertamente con su padre o su madre ahora rechaza hacerlo y, de hecho, puede llegar a evitar totalmente la interacción con los padres. Muchos adolescentes se esconden para que no los vean en público con uno de los padres (o con cualquier adulto), y sólo se abren y se presentan como son con los amigos. A lo largo del progreso hacia la autonomía adolescente, la relación entre padres e hijos a menudo se convierte en turbulenta y experimenta dificultades para mantener la misma forma de intimidad que se había disfrutado en años anteriores.

Mientras pasamos de la adolescencia a los primeros años de la edad adulta, la intimidad se redefine de nuevo en nuestro mundo de relaciones. El compromiso en los encuentros sexuales se convierte en la norma o, al menos, las conversaciones sobre el compromiso con una pareja ocurren con más frecuencia. La intimidad en una relación de larga duración puede representar la transición hacia el matrimonio. Cuando los adultos jóvenes entran en el mundo laboral, la independencia económica respecto de los padres puede convertirse en una realidad. Muchas de las necesidades físicas y psicológicas que se tenían en la relación entre padres e hijos ahora se colman en otras relaciones, ya sean íntimas o no. No obstante, el vínculo entre padres e hijos continúa siendo fuerte y se ha demostrado que la frecuencia de la interacción entre padres e hijos que han entrado en los primeros años de la edad adulta aumenta en comparación con los años de adolescencia. Los primeros años de la vida adulta pueden ser una época difícil, porque los individuos pasan de una relación sexual íntima a otra con el fin de encontrar a alguien con quien pasar el resto de la vida. Al mismo tiempo, los primeros años de la vida adulta constituyen la época en la que los que un día fueron bebés empiezan su etapa como padres.

Hay que tener en cuenta que las relaciones más importantes que construimos durante los primeros años de la edad adulta tienen lugar en el trabajo. Los adultos jóvenes pasan una cantidad de tiempo importante en el trabajo y, por lo tanto, interactúan con muchas otras personas similares que, normalmente, coinciden en edad y, cada día, se enfrentan a muchos de los mismos retos personales, sociales y relacionales . Estudios recientes han demostrado que muchos individuos no sólo tienen citas, sino que se casan con una persona del trabajo. La intimidad en el puesto de trabajo es, pues, bastante común. Tal como se ha dicho antes, las organizaciones a menudo tienen normas que prohíben los encuentros sexuales entre compañeros de trabajo. Eso es especialmente cierto entre los compañeros de trabajo que no tienen el mismo poder o el mismo estatus laboral. Sin embargo, estos compañeros de trabajo continúan interactuando y desarrollando relaciones íntimas. Estas relaciones a menudo se basan no sólo en la proximidad, sino en las muchas cosas en común que tienen tanto en el trabajo como en la vida fuera del entorno laboral. Estas relaciones funcionan para solucionar muchas de las cuestiones a que se enfrentan los adultos jóvenes. Ahora, en vez de con los padres, las conversaciones para pedir consejo son más frecuentes con los amigos que comparten puesto de trabajo.

Los científicos sociales no han estudiado mucho la mediana edad. Esta falta de investigación especializada nos impide conocer los complicadas que son las vidas relacionales en la mediana edad. Las relaciones familiares íntimas llegan al nivel más alto de intensidad a medida que vamos entrando en los 30, los 40 y los 50 años. Los padres están en posición para tener relaciones intergeneracionales múltiples con sus hijos adolescentes o que acaban de entrar en la edad adulta, con sus padres que pueden tener 60 o 70 años, y a menudo con los abuelos, que tienen 80 o 90 años. Ésta familia multigeneracional proporciona muchas oportunidades diferentes para la intimidad. En la mediana edad a menudo se da apoyo emocional, físico y económico a las necesidades y a los deseos de los hijos y de los padres simultáneamente. Conocida como *la generación sándwich*, precisa de diversas habilidades comunicativas para mantener un alto nivel de intimidad, vistas las exigencias específicas de ser padres, mientras se negocia la dinámica del cambio de poder con los padres más mayores. Al, de 82 años, explica el desafío de mantener la intimidad en la mediana edad: "Cuando se es más joven, las cosas van a toda prisa y [hay] más presión para subir a una familia, para cubrir las necesidades materiales, para tener éxito en la vida y para cuidar de los padres. Siempre estás ocupado y no tienes mucha paciencia con [tu mujer]. En realidad [cuando eres joven] no disfrutas del tiempo como lo haces en años posteriores".

Para algunos adultos de mediana edad, mantenerse ocupados, distraídos e inmersos en diversas actividades puede resultar difícil. Para otros, pasar del romance del desarrollo relacional a mantener una relación con una pareja cuyo cuerpo está cambiando presenta una barrera psicológica para la intimidad. Sue, de 76 años, y su marido estaban enamorados, pero a los 30 años, cuando ella le dijo que estaba embarazada, "No volvió a mantener relaciones sexuales conmigo después de decírselo. A lo largo de los nueve meses de embarazo, nunca me tocó y, para mí, aquello era una gran pérdida porque entonces es cuando necesitaba su apoyo. Viví diez años en celibato, pero casada".

Las relaciones de amistad son importantes durante las etapas centrales de la vida adulta, pero a menudo se vuelven menos significativas debido a las exigencias de la familia multigeneracional. Las relaciones en el trabajo también decrecen un poco por lo que respecta al grado de intimidad, ya que el centro principal de la mediana edad ya no es tanto la carrera o el trabajo, sino que se traslada hacia la preparación de los hijos para la independencia mientras los padres se acercan cada vez más a un estado de dependencia. Puede haber un periodo de tiempo durante la edad adulta en el que los hijos se han ido de casa (el nido vacío) y los padres todavía son independientes. Esta época sin responsabilidades hacia la familia inmediata puede ser bastante intensa para los adultos de mediana edad cuando recuperan la proximidad en el matrimonio. También puede ser un periodo en el que las parejas se alejan al darse cuenta de que su matrimonio no puede funcionar sin tener hijos de los que ocuparse.

La relación entre hermanos vuelve a cobrar importancia durante la edad adulta. Los hermanos a menudo vuelven a conectar y empiezan a interactuar con más frecuencia cuando sus hijos se van de casa y los padres se hacen más dependientes y tienen menos salud. Los hermanos de mediana edad hablan de un aumento de los niveles de intimidad mutua y acostumbran a estar muy satisfechos de volver a ser una parte importante de la vida del otro, aunque es corriente que la relación se revitalice en un contexto de crisis familiar. Sharon, de 81 años, dice:

> Sólo hablaba con mis hermanas dos o tres veces el año mientras criaba a mis hijos, y nos veíamos durante algunas vacaciones. Pero no fue hasta que mis hijos se hicieron mayores que reanudé la relación con [mis hermanas], cuando tuvimos que encontrarnos después de que muriera mi padre para hablar de cómo llevar los temas de salud de mi madre. Podemos decir que teníamos una causa común, y empezamos a hablar y a vernos más. Ahora hago ir el correo electrónico y cada día recibo un mensaje de al menos una de mis hermanas. Eso me gusta.

Las últimas etapas de la edad adulta representan una época de transición importante. Los países industrializados modernos han establecido la norma de la jubilación. Los adultos de edad avanzada abandonan la vida laboral, lo cual puede significar dejar las amistades íntimas que se tenían en el trabajo y que han durado diversas décadas. El trabajador jubilado pasa de estar la mayor parte del día en el trabajo a estar en casa, donde pasará mucho tiempo con el cónyuge intentando renegociar la relación. Durante esta época, los adultos jubilados también se tienen que adaptar a salir adelante con menos seguridad económica y, a menudo, con diversos problemas crónicos de salud que pueden reducir la capacidad de llevar a cabo tareas que antes hacían fácilmente. La gran mayoría de personas mayores afirman estar satisfechas con su vida y aseguran tener un nivel de salud aceptable. Estos adultos que luchan con los retos que plantea la vejez, sin embargo, también declaran tener redes sociales de familia y de amigos más pequeñas y menos satisfactorias. Quizás en ninguna otra época de la vida es tan importante alcanzar la intimidad en un amplio abanico de relaciones con el fin de mantener la salud física y mental.

El matrimonio en edades avanzadas puede ser la relación más íntima de la vida. Ahora hablamos del alto porcentaje de matrimonios de más de 65 años que han estado casados durante más de treinta. El catolicismo es la religión principal en España, en América Latina y en Suramérica, aunque haya disminuido con los años. Igualmente, el divorcio es menos común en estas culturas que en América del Norte. Aunque la separación y el divorcio son cada vez más aceptados, en Chile el divorcio aún es ilegal. Por lo tanto, los vínculos maritales largos son comunes en la cultura latinoamericana y a la cultura española. Las personas que mantienen matrimonios largos tienen los niveles más altos de satisfacción marital y de bienestar en la vida. Los adultos casados y de edades avanzadas son las personas mayores más saludables y más activas. Los que han mantenido un matrimonio largo han aprendido a comunicarse en la relación y tienen muchas estrategias para darse apoyo emocional. La actividad sexual que a menudo comunicaba intimidad en esta relación continúa funcionando de una manera similar a lo largo de toda la relación (se tratará más la frecuencia y la importancia de la actividad sexual en los adultos en edades avanzadas en el capítulo 3). Estos cónyuges cubren muchas de las necesidades físicas, psicológicas, económicas y espirituales de sus parejas de maneras que no habían experimentado en otros momentos de la vida.

Las parejas de personas mayores señalaron como rasgos básicos para un matrimonio satisfactorio y largo la consideración recíproca, la sensibilidad, el amor, el afecto, la empatía mutua, la preocupación por los hijos y nietos, una sexualidad continuada y agradable, la comprensión y los valores compartidos.

Es interesante que los adultos de edad avanzada de todo el mundo con matrimonios satisfactorios y largos hablen de relaciones largas y saludables con características similares. Cerca de 900 parejas casadas de hace tiempo (de 25 a 45 años) de cinco continentes distintos (África, Europa, América del Norte, Suramérica y Asia) han participado recientemente en un estudio global. Los investigadores examinaron qué es lo que les había hecho conseguir unos matrimonios tan satisfactorios. Sus experiencias y percepciones eran parecidas, sin tener en cuenta el país de origen. Estas parejas de personas mayores que hace tiempo que están casadas mencionaron unas características comunes, una de las cuales era la intimidad (definida como un sentido de pertenencia mutua). Este sentido de pertenencia iba más allá de la pareja y llegaba a una red familiar más extensa y al círculo de amigos. También mencionaron otros rasgos que ayudaban a explicar su conexión larga e íntima. Por ejemplo, señalaron como rasgos básicos para un matrimonio satisfactorio y de larga duración la consideración recíproca, la sensibilidad, el amor, el afecto, la empatía mutua, la preocupación por los hijos y nietos, una sexualidad continuada y agradable, la comprensión y los valores compartidos.

La gran mayoría de personas mayores del mundo son también abuelos activos. En la mayor parte de culturas, el papel de los abuelos se respeta y se admira. En este papel, las personas mayores alcanzan la intimidad con sus nietos a través del apoyo emocional positivo y de las enseñanzas a la generación más joven sobre la historia familiar y la tradición. Los estudios han demostrado que esta noción de volver a las generaciones más jóvenes ("generativity") no sólo crea un vínculo íntimo y próximo con los nietos, sino que sirve para que la persona mayor cree sentimientos positivos de autoestima. Los abuelos que dan apoyo instrumental también pueden ayudar a los padres que necesitan un descanso de las exigencias constantes de la paternidad, lo cual representa una oportunidad para reforzar la intimidad entre el padre o la madre y su padre o su madre.

En edades avanzadas, la relación entre hermanos puede llegar a alcanzar un punto de gran intimidad durante los últimos años de sus vidas. Los estudios demuestran que los niveles de proximidad entre hermanos de edades avanzadas a menudo reflejan los niveles de proximidad más altos obtenidos a lo largo de toda la vida. A los hijos, sin embargo, no se les pide que llenen encuestas sobre sus sentimientos de proximidad con los hermanos; así pues, tenemos una información incompleta sobre este tema. No obstante, cuando se pregunta a los adultos más mayores a quiénes pedirían consejo en materia emocional, sobre problemas de viaje o en temas de salud, escogen a los hermanos con la misma frecuencia que escogen a los cónyuges y a los hijos. La intimidad en la relación entre hermanos en edades avanzadas se compara a menudo con la intimidad que se siente con las viejas amistades. Los hermanos tienen una historia de experiencias similares que, a veces, se traduce en valores, actitudes y creencias parecidas.

Las amistades en edades avanzadas también se han relacionado con niveles altos de total bienestar y satisfacción. Los amigos pueden hablar de cosas que los miembros de la familia prefieren no tratar. Los estudios han sido muy consistentes a la hora de otorgar importancia al hecho de tener al menos una relación de amistad íntima para mantener un estilo de vida saludable en nuestra vejez. La persona mayor que puede mantener una combinación de vínculos íntimos familiares y de amistad tiene excelentes probabilidades de conservar una muy buena calidad de vida durante el proceso de envejecimiento.

Se han propuesto muchas teorías sociales para ayudar a explicar la vida social de las personas mayores y las posibles conexiones con su calidad de vida. Los teóricos de la desvinculación sugieren que para que los adultos de edades avanzadas puedan mantener un alto nivel de satisfacción tendrían que retirarse gradualmente de las relaciones sociales y rendirse ante el hecho de que la sociedad se aleja de ellos. Por otra parte, los teóricos de la actividad sugieren que para que los adultos de edades avanzadas maximicen los sentimientos de bienestar tienen que mantener e, incluso, aumentar su actividad social. Los teóricos de la continuidad argumentan que, sea cual sea el nivel de actividad social que nos haga felices durante los primeros años como adultos y cuando somos adultos de mediana edad, haría falta mantenerlo al entrar en la vejez. La investigación que prueba estas teorías es muy heterogénea.

Algunos estudiosos americanos en gerontología utilizan la teoría de la selectividad socioemocional para trabajar en los descubrimientos, a menudo contradictorios, que intentan explicar la relación entre la actividad social de las personas mayores y su calidad de vida. Han observado que a medida que van envejeciendo las personas mayores se centran en unas pocas relaciones y con estas relaciones establecen e intensifican sus sentimientos de intimidad. Las otras personas que estaban dentro de sus redes sociales y con las cuáles , en un momento determinado, mantuvieron relaciones íntimas de parentesco o amistad son excluidas lentamente de sus actividades diarias de interacción. El factor que sirve para impulsar este proceso de reducción y de intensificación de las propias relaciones sociales es el tiempo. La percepción de tener menos tiempo de vida hace que invirtamos nuestras energías en pocas relaciones, pero muy íntimas. Los amigos íntimos y la familia se convierten en el círculo íntimo del mundo de los mayores. Las personas mayores que hacen una transición competente de una gran red de relaciones íntimas y no íntimas a un número de relaciones íntimas más pequeño y emocionalmente más intenso tienen más probabilidades de mantener una buena calidad de vida.

La intimidad es un sentimiento que empieza cuando nacemos y que perdura a lo largo de toda la vida. Sin duda, la manera en que experimentamos la intimidad cambia a medida que nos hacemos mayores. Nuestras experiencias con la intimidad están influenciadas por la cultura, por las normas sociales, por el género, por la competencia comunicativa, por nuestras habilidades físicas y por nuestra madurez psicológica. Emergen normas relacionales que guían el comportamiento comunicativo íntimo en las diversas relaciones y en diferentes momentos de nuestras vidas. Un aspecto importante de la intimidad en algunos tipos de relaciones (por ejemplo, en la relación marital) que a menudo se considera negativo al referirse a las personas mayores es la actividad sexual. Oímos con demasiada frecuencia el mensaje que parte del proceso "normal" de envejecimiento consiste en perder el interés o la habilidad de mantener actividad sexual durante la vejez. En el capítulo 3, desmentimos este mito y exploramos el papel que juega el sexo en la intimidad durante esta etapa de la vida.

CAPÍTULO 3

La sexualidad y la intimidad en la vejez

Un mito terriblemente destructivo del proceso de envejecimiento que han puesto al descubierto los investigadores frente a la opinión pública norteamericana es la idea de que cuando pasamos de los 30 años la actividad sexual se hace cada vez menos interesante y acaba siendo inexistente. Muchos individuos creen que hacerse mayor hará que la frecuencia y la calidad de nuestra vida sexual se reduzcan significativamente. La actividad sexual está más íntimamente asociada a la juventud que a la vejez, y el placer que se obtiene también. La relación entre la intimidad y la actividad sexual se considera propia de los jóvenes. La idea de mantener una vida sexual sana más allá de los treinta o de los cuarenta no sólo se considera anormal, sino que un gran número de individuos de todas las edades la ven, de hecho, como algo indeseable. Es importante tener en cuenta que este estereotipo negativo asociado a la actividad sexual y al proceso de envejecimiento se percibe con más fuerza en las culturas norteamericanas. Las personas que viven en España, en América Latina y en Suramérica no tienen unas actitudes tan negativas con respecto a la actividad sexual durante la vejez como los individuos de América del Norte que hemos entrevistado. También es interesante tener en cuenta que diversas encuestas recientes y específicas han puesto de manifiesto que las personas mayores intentan mantener una actitud positiva respecto del sexo y están de acuerdo en que la actividad sexual con alguien que les importa es un componente básico para su calidad de vida. No obstante, las actitudes negativas hacia la actividad sexual durante la vejez presentes en los medios de comunicación, entre la profesión médica, entre los jóvenes, y entre los hijos adultos cuando se les pregunta específicamente sobre sus padres mayores, han provocado confusión no sólo entre los adultos jóvenes sino también entre las personas mayores que tratan de mantener una relación íntima sana que incluya una actividad sexual frecuente, apasionada y plena.

No hace mucho que uno de los autores de este libro se dirigió a una considerable audiencia formada por trabajadores especializados en el cuidado de personas mayores. Los asistentes eran profesionales de la salud física y mental, desde enfermeros/-as a trabajadores/-as sociales, además de terapeutas físicos, ocupacionales y recreativos. El tema del día era la sexualidad y la vejez. El primer ponente fue un médico experimentado en el trato de personas mayores, y transmitió el mensaje de fatalidad y de pesimismo siguiente: todos perdemos nuestra sexualidad y nuestra habilidad sexual. La edad acabará provocando que los hombres y las mujeres pierdan el deseo sexual, pero no sufráis, porque el proceso de envejecimiento pronto nos impedirá tener la destreza suficiente para poder llevar a cabo la actividad sexual. Esta pérdida psicológica y física del interés o de la habilidad para mantener actividad sexual en la vejez forma parte del proceso de envejecimiento "normal". No obstante, si sientes el deseo de mantener el más mínimo nivel de actividad sexual al entrar en esta etapa de la vida, puedes tratarte con medicamentos o bien con cirugía. Gracias y que tengáis un buen día.

El mensaje que queremos transmitir en este libro (y en la charla y el coloquio que siguió la exposición del médico) es que nada está más lejos de la realidad. Todas las personas mayores que hemos entrevistado para hacer este libro y la mayoría de personas mayores de todo el mundo mantienen la habilidad y el deseo de tener actividad sexual durante toda la vida. Los encuentros sexuales agradables son la norma en la etapa de la vejez, dejando de lado los estereotipos negativos de determinadas culturas o la falta de información de la profesión médica. De hecho, el sexo mejora con la edad, según Lee, de 77 años. "Todo resulta más natural y más cómodo", dice. "Tal vez no hacemos el amor tan a menudo como antes, pero todavía lo pasamos en grande".

Tom y Lynette, ambos de más de 80 años, constituyen un buen ejemplo de ello. Volvieron a establecer contacto cuando murió la mujer de Tom y, después de un cortejo corto, se casaron. Ahora, 20 años después, Tom dice: "Nuestra vida sexual es tan divertida como siempre. Tenemos algunos retos físicos, claro está; sin embargo, tratamos de tener tanto sexo como podemos". Lynette dice que le encanta el sexo y que trata de estar informada de cómo mantener una vida sexual fresca. Sus recursos son revistas como *Cosmopolitan* y *Glamour*. La pareja ríe al explicar que, en un reciente ataque de energía, rompieron la cama cuando Tom intentó lanzar sobre ella a Lynette "como uno de aquellos hombres de las novelas rosa".

Con eso no queremos decir que no haya cambios en nuestras habilidades y en nuestros deseos sexuales durante el proceso de envejecimiento, sino que la relación entre intimidad y actividad sexual continúa existiendo durante la vejez. La actividad sexual se puede mantener, y sigue jugando un papel importante en nuestras relaciones íntimas mientras nos adaptamos y hacemos frente a los cambios en nuestra forma física y psicológica, o bien al hecho de tener una pareja sexual, que puede estar relacionado con la edad avanzada y puede afectar nuestra capacidad sexual. De hecho, un estudio de la Duke University ha demostrado que el 20% de las personas de más de 65 años tiene una vida sexual mejor de lo que había sido antes. En este capítulo presentamos los cambios en la actividad sexual relacionados con el proceso de envejecimiento y las estadísticas fiables que reflejan el comportamiento sexual de las personas mayores.

Un estudio reciente (2007) publicado en *The New England Journal of Medicine* ayuda a aclarar los comportamientos y la función sexual de las personas mayores. Se estudió una muestra de 3.005 adultos que vivían en los Estados Unidos de edades comprendidas entre los 57 y los 85 años. Declararon que eran sexualmente activos un 73% de los entrevistados de edad comprendida entre los 57 y 64 años de edad, un 53% de los entrevistados de edad comprendida entre los 65 y los 74 años y un 26% de los entrevistados de edad comprendida entre los 75 y los 85 años. La actividad sexual se definió como penetración vaginal o sexo oral en los últimos 12 meses. Los resultados también indicaron que al menos dos tercios de las personas mayores que formaron parte de este estudio tenían actividad sexual como mínimo dos veces al mes a los setenta, y más del 50% afirmaron que continuaban teniendo el mismo nivel de sexo a los ochenta. En el grupo de edad comprendida entre los 57 y los 64 años, hicieron sexo oral el 58% de los encuestados sexualmente activos, mientras que en el grupo de más edad lo hicieron el 31%. El 23% de los individuos sexualmente activos del grupo de edad de 75 a 85 años afirmó mantener relaciones sexuales una vez a la semana o más.

Algunos estudios sugieren que las personas mayores de hoy en día tienen una mejor vida sexual que las personas mayores de las generaciones anteriores. Recientemente, investigadores suecos han publicado un estudio en el *British Medical Journal* basado en los autoinformes de 1.500 personas sanas de 70 años que habían vivido en Gotemburgo durante más de 30 años. Recogieron encuestas entre los años 1971-1972, 1976-1977, 1992-1993, y 2000-2001, y comprobaron que la frecuencia de las relaciones sexuales aumentaba entre la primera encuesta y la última en todos los grupos de individuos. En la encuesta más reciente, el 68% de los hombres casados afirmó que tenía vida sexual, mientras que en el año 1971 sólo lo hizo el 52%. Además, el 56% de mujeres casadas declaró disfrutar de relaciones sexuales, mientras que durante el primer estudio sólo un 38% disfrutaba de ellas. Los hombres solteros de 70 años también declararon practicar más sexo en esta generación. En el estudio de 1971, sólo el 30% indicó que tenía actividad sexual, mientras que en el año 2001 el porcentaje había aumentado hasta un 54%. Por último, el porcentaje de mujeres mayores solteras que tienen sexo en el siglo XXI es del 12%, mientras que en el año 1971 sólo lo tenía el 1%.

Aunque los estudios demuestran que la probabilidad de ser sexualmente activo disminuye con la edad, es muy importante tener presente que el declive más sorprendente en la actividad sexual tiene lugar después de los 75 años. Se han encontrado diversos factores asociados a este decrecimiento de la actividad sexual que pueden estar relacionados con el proceso de envejecimiento o que pueden no estarlo. Son los siguientes: tener una pareja, el estado de salud y el género.

Las probabilidades de tener actividad sexual aumentaban para las personas mayores con un cónyuge sano o que en aquel momento mantenían una relación estable; en cambio, los individuos que se habían quedado viudos o que no mantenían una relación estable no tenían tantas probabilidades. Este factor de proximidad y de compromiso tiene un papel bastante significativo cuando hablamos de personas mayores con un estilo de vida que incluye la actividad sexual. En consecuencia, hace falta entender la manera en que las personas mayores mantienen relaciones íntimas a través de una comunicación competente. El capítulo 4 trata en profundidad los comportamientos comunicativos relacionados con alcanzar y mantener las relaciones íntimas.

La mayoría de los individuos que participaron en el estudio de *The New England Journal of Medicine* de 2007 con edades comprendidas entre los 57 y los 75 años tenían un estado de salud de excelente a muy bueno. Según los autoinformes, el estado de salud era menos bueno en los individuos de más de 75 años. No obstante, sólo el 32% de los hombres y el 33% de las mujeres de más de 75 años declararon tener una salud delicada o bien mala salud. La probabilidad de mantener un estilo de vida sexualmente activo se asoció positivamente a los autoinformes de buena salud. Un factor adicional relacionado con mantener la actividad sexual es el estado de salud de la pareja. Un total del 55% de hombres y del 64% de mujeres declararon tener una menor actividad sexual a causa de la salud de su pareja.

Además de tener pareja y del estado de salud de ésta, el estudio del año 2007 reveló que las diferencias de género también afectan a la actividad sexual. En todos los grupos de edad, las mujeres tenían menos probabilidades que los hombres de tener una relación íntima matrimonial o bien una relación sexual íntima significativa. Esta diferencia aumentaba con la edad. Al estudiar a los hombres y mujeres casados o con una pareja sexual íntima, los hombres tenían más probabilidades de ser sexualmente activos que las mujeres. Hay que tener en cuenta que en la muestra de entrevistados casados o activamente involucrados en una relación sexual íntima, los hombres tenían una media de tres a cinco años menos que las mujeres.

En este estudio, las diferencias de género también son evidentes a la hora de abordar el tema de la prevalencia de los problemas sexuales. La mitad de los entrevistados afirmó que había tenido al menos un problema sexual en los últimos 12 meses, y un tercio dijo que había tenido al menos dos. Entre los problemas de los hombres, los más frecuentes eran la dificultad para tener una erección o para mantenerla, la falta de interés por el sexo, llegar al clímax demasiado deprisa, la ansiedad por cómo responderían, y la incapacidad de llegar al clímax. Con respecto a las mujeres, los problemas eran la falta de interés por el sexo, los problemas de lubricación, la incapacidad de llegar al clímax, no disfrutar del sexo, y el dolor en la vagina durante la penetración. Hay que tener presente que el número de mujeres para las cuales el sexo no era nada importante en sus vidas era significativamente superior al número de hombres. Esta diferencia de género no quiere decir, sin embargo, que mantener la actividad sexual durante la vejez sea más importante para los hombres mayores que para las mujeres mayores. Sin embargo, tal como muestra el documental de Deirdre Fishel, *La vida íntima de las mujeres mayores*[1], muchas mujeres mayores quieren tener, desarrollan y mantienen vidas sexuales satisfactorias.

Una de las principales barreras para mantener una vida sexual activa a lo largo de toda la vida es disponer de una pareja.

---

[1] N. de la t.: Originalmente, *Still doing it: The intimate lives of women over 65*.

Para las personas mayores, no tener una pareja sexual a menudo se atribuye a la muerte del cónyuge, a la falta de buena salud de uno de los dos cónyuges, o al divorcio durante la etapa de vejez. Hay un vacío de pareja que inhibe en las personas mayores la posibilidad de tener una actividad social y sexual, sobre todo en las mujeres. La Asociación Americana de Personas Jubiladas informa que sólo el 21% de mujeres de 75 años o más tienen pareja, en comparación con el 58% de hombres del mismo grupo de edad.

A veces, cuando eres mayor la vida diaria se reduce a levantarte y a irte a dormir. Cuesta que la gente salga de esta rutina. Hasta que conocí a Deanna, no me había dado cuenta de que me lo podía pasar tan bien.

A menudo se olvidan las dificultades que tienen las personas mayores para encontrar un entorno donde puedan iniciar una relación sexual e introducirse en él. Muchas personas mayores no tienen las habilidades comunicativas necesarias o no saben cómo empezar a tener citas después de la muerte del cónyuge. Aunque exista un gran abanico de entornos sociales donde solteros de todas las edades se encuentran, las personas mayores que no han participado activamente en "el escenario" de las citas entre solteros durante muchas décadas quizás no saben cómo empezar el proceso para encontrar una pareja sexual adecuada. Dado que en las comunidades acostumbra a haber más mujeres mayores que hombres, pueden surgir celos a la hora de interactuar con otras parejas de una red social. Bella, de 75 años, dice: "Algunas mujeres inseguras piensan que les quieres robar el marido".

Las personas mayores tienen citas por razones de compañerismo y de intimidad más que para escoger a una pareja. Al, de 82 años, explica que cuando conoció a la que ahora es su prometida, no quería conocer a ninguna otra compañera, pero que fue divertido pasar el tiempo con alguien con quien tenía tantas cosas en común. Dice:

> A veces, cuando eres mayor la vida diaria se reduce a levantarte y a irte a dormir. Cuesta que la gente salga de esta rutina. Hasta que conocí a Deanna, no me había dado cuenta de que me lo podía pasar tan bien. Quería formar parte de su vida. Después de pasar tiempo con ella y con sus amistades, volví al lugar donde vivía y pensé: "Esto es muy aburrido". A medida que [nuestra relación] evolucionaba en el tiempo y hablábamos cada vez más, parecía que lo nuestro iba en serio y que queríamos seguir adelante. Me sentí revitalizado.

La probabilidad de tener citas es mucho menor en las mujeres mayores que en los hombres. Los hombres de edad tienden a buscar la satisfacción sexual y la atracción física en sus citas, mientras que las mujeres quieren encontrar a un compañero económicamente solvente y practicante de una religión.

La disfunción sexual también puede suponer una barrera en el momento de tener encuentros sexuales satisfactorios durante la vejez. Para los hombres, a medida que envejecen, son comunes la reducción del nivel de testosterona y cambios en el deseo y en la función sexual. Estos cambios incluyen la reducción del interés sexual, la necesidad de más estimulación para llegar a tener una erección y para mantenerla, un orgasmo o unos orgasmos más cortos, una eyaculación menos contundente y con menos cantidad de semen, y periodos de tiempos más largos entre las erecciones. La sustancia química que produce el cuerpo para ayudar a mantener la dilatación del pene tiene una duración de actividad más corta a medida que los hombres envejecen, y eso lleva a la disfunción eréctil. La disfunción eréctil (DE) es la disfunción sexual más común entre los hombres de más de 55 años. Es difícil encontrar estadísticas fiables con respecto al número de hombres que la sufren. Después de consultar una serie de estudios de todo el mundo, podemos concluir que la DE aumenta con la edad y que aproximadamente el 20% de los hombres de más de 75 años la sufre regularmente. Otros datos sugieren que la DE es más frecuente en América del Norte que en Centroamérica, Suramérica o en el Sudeste Asiático. La DE ha estado en el punto de mira de los medios de comunicación durante los últimos años debido al número de medicamentos disponibles que pueden ayudar a aliviarla, como el sildenafil (Viagra®), el vardenafil (Levitra®) o el tadalafil (Cialis®).

La atención de los medios también ha creado o ha construido la realidad de que la DE es común y curable. Podemos asegurar que la DE es un problema importante para los hombres que la sufren. Además, los medicamentos, así como otras terapias, pueden ayudar a aliviar la DE de algunos hombres mayores. No obstante, a menudo se exagera el hecho de que los hombres de 50, de 60 o, incluso, de 70 años continúen sufriendo DE y que se deban medicar para poder tener actividad sexual.

Las consecuencias indirectas de diversas enfermedades crónicas, las complicaciones y las interacciones con la medicación, las normas y las reglas de las instituciones de salud de larga estancia, y las normas culturales o familiares son otras barreras de cara a alcanzar y a mantener una vida sexual activa y agradable durante la vejez. Como hemos dicho antes, los problemas de salud están íntimamente asociados a la falta de actividad sexual. Las enfermedades cardiovasculares, la diabetes, el cáncer de próstata, y los síntomas del tracto urinario inferior pueden tener un impacto importante en la actividad sexual. La combinación de diversas estrategias para hacer frente a las enfermedades crónicas, que implican limitaciones físicas y una gran cantidad de medicamentos con efectos secundarios que a menudo no se conocen o que no se comunican al paciente, puede inhibir la actividad sexual. Holly, de 82 años, nos dijo que su marido tenía cáncer de próstata y que le daban inyecciones para ayudarlo a mantener las erecciones, pero que decidieron dejarlas de lado y poner en práctica unos métodos "más creativos" para expresar la intimidad, como "las caricias y la estimulación manual y oral".

Últimamente, se ha estudiado la incontinencia urinaria entre la población de mujeres mayores. Es un ejemplo de problema de salud que aparece con más frecuencia pasado los 70 años y que tiene consecuencias significativas con relación a la actividad sexual. La incontinencia se ha asociado a un bajo deseo sexual, a una lubricación pobre, y al hecho de sentir dolor durante el sexo. Además, las mujeres posmenopáusicas acostumbran a tener niveles más bajos de estrógenos, lo cual reduce la lubricación y la elasticidad vaginal. A medida que las mujeres se hacen mayores y los niveles de estrógenos bajan, la vagina y la apertura vaginal se hacen más pequeñas y eso provoca que a la vagina le cueste más lubrificarse cuando la mujer se excita. Por lo demás, si una mujer no ha tenido relaciones sexuales durante un tiempo, le cuesta más agrandar la vagina para que entre el pene. Todos estos cambios pueden hacer que la penetración resulte dolorosa. En consecuencia, hay que seguir unos pasos para que el juego sexual sea más excitante. Los médicos sugieren: *a)* alargar el juego previo, porque ayuda a estimular la lubricación natural, *b)* utilizar lubricantes EFP[2] para facilitar la lubricación, *c)* utilizar tratamientos tópicos de estrógenos, como las cremas vaginales de estrógeno, para incrementar la lubricación natural, y *d)* probar posturas sexuales diferentes o bien mantener relaciones a horas del día distintas. La incontinencia y los problemas de lubricación y de elasticidad son más comunes de lo que pensamos, sin embargo se hace difícil hablar de este tema con los especialistas de la salud. El hecho de que las personas de más de 50 años no sean tan ágiles como antes no quiere decir en absoluto que no puedan disfrutar de una vida sexual sana. Las personas mayores sólo necesitan adaptarse a los cambios que experimenta su cuerpo y conocer sus limitaciones. Una cosa que queremos dejar clara con este libro es que a medida que envejecemos debemos encontrar la manera de tener las relaciones sexuales e íntimas que más nos convengan, a nosotros y a nuestra pareja. El sexo va más allá de la penetración. Tocarse y acariciarse es una parte importante de la actividad sexual. De hecho, en la vejez el tacto adquiere mucha relevancia. Algunos estudios han demostrado que los humanos necesitamos disfrutar de los beneficios no verbales del tacto a lo largo de nuestra vida, aunque la manera como se hace y el modo como se recibe cambia según las culturas. Antes del siglo XX, los niños morían de una enfermedad llamada *marasmo*, una palabra griega que significa "por extenuación extrema". Finalmente, los médicos determinaron que esta enfermedad era el resultado de una falta de contacto físico; es decir,

---

[2] N. de la t.: La sigla EFP significa 'especialidad farmacéutica publicitaria', y es el equivalente del inglés *over-the-counter* (OTC). Se refiere a aquellos medicamentos que pueden adquirirse sin receta y cuentan con autorización para ser publicitados directamente al consumidor.

que los bebés que no recibían regularmente el contacto de otras personas podían llegar, literalmente, a morirse de hambre. La necesidad de que nos toquen no disminuye con la edad, sino que es esencial para nuestro bienestar físico y emocional. Tocarse regularmente alarga la vida, y mejora la salud y las relaciones. Lee, de 77 años, cree que "la intimidad a nuestra edad se encuentra en las cosas sencillas, como cogerse de la mano, darse un beso por la mañana o por la noche, y cosas parecidas". Cuando las personas envejecen, simplemente tienen que ampliar la definición de sexo. La penetración es sólo una forma de tener un sexo satisfactorio; no obstante, tocarse, darse besos y otros tipos de contactos sexuales íntimos pueden ser igual de gratificantes. Con la edad, es normal que las parejas tengan habilidades y necesidades sexuales diferentes, pero la gracia está en encontrar nuevas maneras de disfrutar del contacto sexual y de la intimidad.

Para los autores de este libro, es especialmente importante tener en cuenta las barreras que la cultura, diversas religiones, los miembros de la familia y diferentes instituciones de salud de larga estancia han levantado contra la actividad sexual en la vejez. Algunas culturas, religiones, familias e instituciones consideran totalmente inapropiada la actividad sexual entre las personas mayores. Hay normas que prohíben específicamente el sexo fuera del matrimonio o por razones que no sean tener descendencia. Además, cuando la madre o el padre mayor se traslada a la casa del hijo o de la hija pierde toda la privacidad que hace falta para alcanzar y mantener una relación sexual íntima. Tampoco es infrecuente la falta de privacidad en las instituciones de salud de larga estancia, que prohíben los encuentros sexuales íntimos. Los estudios también han dejado claro que los trabajadores de las instituciones de salud de larga estancia a menudo tienen actitudes negativas hacia los residentes que mantienen una relación sexualmente activa, sobre todo si no están casados o no viven en pareja. En el año 2008, un caso de este tipo tuvo una gran repercusión mediática en los Estados Unidos. Ella tenía 82 años y él 95. Vivían en una institución, sufrían demencia y se enamoraron. Los problemas vinieron al empezar a tener relaciones sexuales. Melinda Henneberger escribió lo siguiente en el magacín *Slate*:

La familia de Bob se horrorizó al saber que su relación con Dorothy se había convertido en sexual. A su edad no se lo hubieran imaginado nunca. Pero el mes de diciembre pasado, cuando el hijo de Bob entró y vio a su padre de 95 años en la cama con su chica de 82, la incredulidad se transformó en pánico. "No sabía a dónde iría a parar todo aquello", dijo el director de la institución donde vivían Bob y Dorothy. "¡Era muy imprevisible!".

El hijo de Bob estaba decidido a separarlos y pidió a los trabajadores de la institución que no los dejaran nunca a solas. Después de eso, Dorothy dejó de comer. Perdió diez kilos, cayó en una depresión y tuvo que ser hospitalizada por deshidratación. Cuando en enero Bob se marchó de la institución, ella lo esperó durante semanas sentada delante de la ventana.

El mes de diciembre pasado, cuando el hijo de Bob entró y vio a su padre de 95 años en la cama con su chica de 82, la incredulidad se transformó en pánico.

La historia creó una conmoción al hacerse público que éste no era en absoluto un caso aislado, y que el sexo entre personas mayores que vivían en instituciones era una realidad. En respuesta a la situación de Bob y de Dorothy, un cuidador dijo: "He visto al menos cinco ejemplos/casos de relaciones amorosas de este tipo [durante los últimos cuatro años]. A veces, ambos sufrían algún tipo de demencia y otras veces sólo uno de ellos, pero el final era invariablemente el mismo. La dirección les obligaba a separarse, y uno de los "infractores" desaparecía y no volvía nunca más. Siempre se hacía con mucha crueldad". En estas condiciones, la intimidad se complica debido a las leyes aplicables sobre el otorgamiento de consentimiento.

Aunque la intimidad sexual entre personas con Alzheimer puede mejorar drásticamente su ánimo, su perspectiva y su bienestar, todavía depende del tema del consentimiento. Cuando se llega a unos niveles de demencia elevados, las personas aceptan (o rechazan) la atención física y es imposible saber si una persona con demencia quiere tener realmente actividad sexual. En éstos casos se puede producir una "violación en una cita", si una persona sexualmente excitada va más allá de lo que la pareja esperaba o de lo que estaba preparada para aceptar. Eso comporta toda una serie de complicados temas legales, morales y sociales. No obstante, estos casos ilustran la necesidad constante de intimidad sexual básica a lo largo de la vida, y, como dirían algunos, los problemas que tienen los hijos para aceptar que sus padres son seres sexuales.

Es común que las personas mayores sanas tomen medicamentos para mejorar su rendimiento sexual pasados los 70, hecho que ha provocado un aumento de la posibilidad de tener muchos encuentros y parejas sexuales sin mantener una relación formal. Este aumento del número de parejas sexuales también ha aumentado el riesgo de contraer ETS[3] como el VIH entre la población de edad avanzada. Los estudios que se han hecho en los Estados Unidos y en Inglaterra revelan que no sólo se continúa teniendo actividad sexual en la mediana edad y en la vejez, sino que también continúa el riesgo que comporta practicar sexo sin protección. Un estudio llevado a término por la Agencia de Protección de la Salud de West Midlands en personas a partir de 45 años confirma que las cifras de las ETS se han duplicado durante los últimos diez años. Además, según un estudio del año 2000 en residentes del estado de Washington (una de las únicas investigaciones sobre infección por ETS en las poblaciones de mediana edad y de edad avanzada), las incidencias de gonorrea entre 1997 y 1998 aumentaron cerca de un 20% en las personas a partir de 45 años. Algunos eruditos y profesionales creen que las personas mayores pertenecen a una generación que no está acostumbrada a practicar sexo seguro cuando el riesgo de embarazo ya no representa ningún problema. Jane Fowler, de 74 años, admite que, según su experiencia, eso es cierto. Es la cofundadora de HIV Wisdom for Older Women[4], una organización que fundó después de que, ya mayor, le diagnosticaran el VIH. En un número de *Time* del verano de 2008, Tiffany Sharples escribe sobre la experiencia sexual de Jane en la etapa de vejez después de que su matrimonio de 24 años acabara en divorcio.

Jane Fowler, una "buena chica de los 50" como ella misma se define, sólo había tenido una pareja, su marido. Volvió a la soltería al principio de los cincuenta y empezó a salir con un hombre que conocía de toda la vida. El riesgo de emba-

---

[3] N. de la t.: Enfermedades de transmisión sexual.
[4] N. de la t.: Organización dedicada a la prevención del VIH en mujeres mayores y a mejorar la calidad de vida de las que están infectadas.

razo ya no era ningún problema. "Si sabes con seguridad que no te puedes quedar embarazada y no sabes nada de las enfermedades de transmisión sexual", dice, "¿para qué es necesario utilizar un condón?". Al cabo de cinco años, un análisis de sangre rutinario indicó que había contraído el VIH. Miles de adultos como Jane tienen que renegociar el sexo cuando vuelven a ser solteros, después de años, o incluso de décadas, de matrimonio y necesitan el mismo tipo de educación sexual que reciben sus nietos.

Aunque el porcentaje de personas mayores con VIH es más bajo que el de otros grupos de edad, las cifras aumentan a una velocidad alarmante en las poblaciones envejecidas de todo el mundo. Las personas mayores a menudo asumen que tienen un riesgo mínimo de contraer el VIH. Por lo tanto, los mayores no son el objetivo de las campañas mediáticas que educan a los individuos sexualmente activos sobre los peligros de contraerlo. Las personas mayores han demostrado estar poco informadas sobre la necesidad de utilizar protección en sus relaciones sexuales. También se ha demostrado que, para reducir costes, las personas mayores comparten agujas cuando tienen que inyectarse diversos medicamentos. Finalmente, el sistema inmunitario de las personas mayores no es tan fuerte como el de los adultos jóvenes, y hace más difícil que pueda luchar contra la enfermedad. Por lo tanto, la combinación de prejuicios contra las personas mayores que tienen relaciones sexuales en los medios de comunicación, la implementación de nuevos medicamentos, y las actitudes respecto de la utilización de estos medicamentos ha creado una atmósfera peligrosa en la que hay que tener presente la profusión del VIH entre estas personas.

Se acostumbra a obviar el tema de los encuentros sexuales entre personas mayores del mismo sexo. Durante las charlas en entornos universitarios sobre la actividad sexual de las personas mayores, siempre hay muestras de malestar después de que se plantee la idea de que las personas mayores y homosexuales existen. Encuestas recientes indican que el porcentaje de personas mayores que tienen encuentros sexuales íntimos con personas del mismo sexo es parecido al de otras poblaciones de edad avanzada. La generación del *baby boom*[5] no es tan cerrada para con estos temas, y es de esperar que las personas mayores que mantienen relaciones sexuales con personas del mismo sexo sean más visibles de aquí en adelante.

No queremos acabar el capítulo sin hablar brevemente de la habilidad que tienen las personas mayores para alcanzar el máximo nivel de satisfacción física en sus actividades sexuales. Sí, los orgasmos existen a los 80. Algunos investigadores piensan que la satisfacción sexual entre las personas mayores ha aumentado en las últimas décadas a medida que la sociedad occidental ha empezado a hablar más abiertamente sobre temas sexuales. Un estudio sueco publicado recientemente compara la actividad sexual y las actitudes de personas sanas de 70 años en los años 70, 90 y en el siglo XXI. Las mujeres de 70 años del siglo XXI no sólo están muy satisfechas con su vida sexual, sino que también tienen más orgasmos que las generaciones anteriores de la misma edad. Los individuos que nosotros entrevistamos complementan estos resultados. Cuando se les pidió que describieran el placer que obtenían de una actividad sexual continuada, Paul, de 82 años, y Mary, de 80, que habían estado casados antes, rieron, se miraron y dijeron que habían tenido

---

5 N. de la t.: *Baby boom* es una expresión inglesa que surgió después de la Segunda Guerra Mundial para definir el periodo de tiempo con un extraordinario número de nacimientos que se dio desde 1946 hasta 1964. Por extensión, se llama *generación del baby boom* o *baby boomers* a los individuos nacidos durante estos años.

los mejores orgasmos hacía dos días y que los de esa noche serian mejores.

En resumidas cuentas, la actividad sexual se puede mantener y puede continuar teniendo un papel importante en nuestras relaciones íntimas de la etapa de vejez. Aunque la probabilidad de ser sexualmente activo se reduce con la edad, el declive más sorprendente tiene lugar pasados los 75 años, y se asocian en ello diversos factores. Las barreras para una vida sexual activa son: tener una pareja, el estado de salud, el género, el tipo de vida y las normas familiares y culturales. No obstante, la sociedad también se ha ido abriendo con respecto a la sexualidad, y los medicamentos para tratar la disfunción sexual son más fáciles de conseguir. Ambos cambios se relacionan con la habilidad que tienen las personas mayores para vivir una vida sexualmente activa. Como vimos en el capítulo 2, nuestros sentimientos de intimidad cambian a lo largo de la vida. Además, a medida que nos hacemos mayores, es normal que tengamos necesidades o habilidades sexuales diferentes. Por lo tanto, hay que centrarse en encontrar maneras de tener relaciones sexuales e intimidad que funcionen tanto para nosotros como para nuestra pareja. Como hemos dicho, sin embargo, encontrar nuevas maneras de disfrutar del sexo y de la intimidad durante la vejez puede ser divertido. Esta renegociación destaca el papel que juega la comunicación a la hora de facilitar la intimidad en nuestras vidas. En el capítulo 4 hablamos de las competencias comunicativas verbales y no verbales como componentes fundamentales para mantener relaciones íntimas a lo largo de la vida.

CAPÍTULO 4

La intimidad como proceso comunicativo

La intimidad es muchas cosas, como el sentimiento de calidez, confianza, felicidad y apoyo que obtenemos cuando mantenemos relaciones íntimas. En la cultura española y en la latinoamericana, la intimidad, o las relaciones personales, es la forma preferida de relacionarse en las interacciones sociales. Para alcanzar y mantener estas relaciones íntimas a lo largo de la vida, nos hacen falta desarrollar un repertorio competente de habilidades comunicativas. En el libro *Close encounters: Communication in relationships*, Guerrero, Andersen y Afifi tratan las competencias comunicativas verbales y no verbales fundamentales de las relaciones íntimas. Los comportamientos determinan la manera como la cultura española y la latinoamericana priorizan las relaciones personales en sus interacciones. En estas relaciones es importante sentirse interconectado y enfatizar aquello que es personal, y en las relaciones personales se transmite de forma comunicativa mediante los comportamientos verbales y no verbales. Las muestras comunicativas de intimidad son visibles en todas las culturas. Este capítulo trata estas competencias comunicativas verbales y no verbales, y subrayará la manera en que las personas mayores a menudo tienen que adaptar sus habilidades comunicativas con el fin de alcanzar y de mantener relaciones íntimas durante la etapa de vejez.

Se han asociado diversos tipos de comportamientos verbales a las relaciones íntimas: la auto-revelación, la sensibilidad verbal, los diálogos de pareja, y el lenguaje relacional. La auto-revelación es la comunicación sobre los propios sentimientos y creencias que otra persona sólo puede saber si nosotros se los decimos. La gran mayoría de estudios que se han hecho sobre las relaciones íntimas coinciden en señalar que la auto-revelación es importante tanto para los hombres como para las mujeres que tengan relaciones con personas del mismo sexo o bien con el sexo opuesto. En los matrimonios que tienen lugar en la etapa de vejez, la auto-revelación se ha convertido en una característica definitoria de un matrimonio duradero entre las parejas de los cinco continentes. Abrirse al otro, la honestidad y la auto-revelación son características que definen a los matrimonios duraderos y satisfactorios entre personas mayores. La auto-revelación es el indicador principal de proximidad en las amistades tanto de los hombres como de las mujeres. Hay que tener presente que, en las relaciones, las mujeres tienen más tendencia a revelar que los hombres. En una relación dinámica y sana, las dos personas escuchan atentamente y revelan activamente, y las auto-revelaciones pueden ser positivas y negativas, y cubrir unos contenidos muy variados. A medida que las relaciones progresan y se hacen más íntimas, la auto-revelación llega a ser más natural. Las parejas relacionales se sienten cómodas cuando auto-revelan creencias íntimas sobre temas como la religión, los éxitos personales, los logros familiares, las preocupaciones y los deseos sexuales.

Las auto-revelaciones negativas o las posibles áreas de desacuerdo no acostumbran a ser tan amenazadoras para las relaciones íntimas como para las no íntimas, y pueden servir para reforzar la intimidad. Mantener el nivel de comodidad necesario para revelar información negativa es un signo positivo de una relación íntima sana. De hecho, muchas parejas que inician una relación en la vejez dependen de largas conversaciones, en persona o por teléfono, para mantener la conexión. Al, de 82 años, y Deanna, de 78, hablaban por teléfono unas dos horas cada noche durante los primeros meses, y Jim y Denise, en los 70, se llamaban cada día cuando no se podían ver en persona.

Dicho esto, hace falta tener en cuenta que un exceso de auto-revelación o bien una auto-revelación inapropiada puede provocar problemas relacionales serios y llegar a destruir la relación. Un campo en el que las personas mayores tienden a revelar excesivamente es el de los hechos dolorosos de su vida. Esta auto-revelación dolorosa sobre los problemas de salud o familiares se ha asociado a una interacción relacional insatisfactoria. Las personas mayores que auto-revelan información dolorosa de una manera que se considera inapropiada pueden eliminar la posibilidad de alcanzar la intimidad o pueden crear una situación en la que su pareja ya no quiera continuar la relación. A parte de entre las personas mayores, este tipo de auto-revelaciones son un problema en las interacciones intergeneracionales entre personas mayores y otras de más jóvenes. Los hijos y los nietos adultos también han declarado que sus padres parecen tener una fijación con respecto a los problemas de salud, y que dedican demasiado tiempo a dar detalles sobre éstos en las conversaciones. Explicar este tipo de detalles provoca que los individuos más jóvenes no tengan ganas de iniciar una interacción con los miembros de la familia de más edad ni con las personas mayores en general. Una implicación adicional de este comportamiento en momentos inadecuados o injustificados es que se refuerza el estereotipo sobre la vejez que la considera una experiencia negativa abrumadora.

La sensibilidad verbal es la habilidad que tiene la pareja de escuchar la comunicación del otro y de responder adecuadamente a ella. Escuchar activamente es un signo de que nos importa no sólo lo que se dice, sino el otro como individuo. A la hora de intentar alcanzar y mantener la intimidad en una relación, el comportamiento del receptor es tan importante como aquello que dice la persona que habla. Deanna, de 78 años, afirma que, junto con la conversación mundana, la revelación que tiene lugar entre ella y Al aporta la sustancia de su intimidad. Dice: "Nos sinceramos, nos escuchamos, y no nos excluimos el uno al otro. Nunca nos hemos peleado, aunque tenemos diferencias de opinión. Discutimos las cosas y decimos si hay algo que nos ha dolido. Al no se pone a la defensiva y no huye. A veces, este tipo de intimidad puede ser mejor que la intimidad física".

No obstante, escuchar es mucho más que simplemente no hablar. Escuchar comporta un gran esfuerzo, mucha concentración, y empatía con la persona que habla. Gerald, de 79 años, reflexiona sobre la manera como él y la que es su mujer desde hace más de 40 años pueden hablar durante dos horas sin realmente decir nada y, a pesar de todo, continúa siendo agradable, muy comprensivo y íntimo. Cree que estas charlas les permiten construir continuamente su relación de pareja. Los estudios indican que escuchar bien y activamente se puede aprender, y que tiende a incrementarse a lo largo de la vida. Parece que las personas mayores se han dado cuenta de la importancia de escuchar a sus parejas relacionales y han desarrollado esta habilidad de una manera que los adultos jóvenes todavía tienen que aprender.

La elección de las palabras que utilizamos para dirigirnos el uno al otro o para comunicar el estado de la relación a los demás también puede indicar y reforzar el nivel de intimidad de una relación. Cuando decimos a otra persona que la amamos o bien que valoramos su amistad, expresamos públicamente y claramente la intimidad que sentimos hacia aquella persona. La primera vez que se utiliza "el amor", tanto en relaciones sexualmente activas como en los vínculos familiares, se comunica una redefinición poderosa del nivel de intimidad que experimenta una persona. Los autores de este libro, dos de los cuales tienen hijastros, recuerdan perfectamente la primera vez que sus hijastros les llamaron *mamá* o *papá*. También tenemos recuerdos muy emotivos de la primera vez que nos etiquetaron como madre o padre en público y, por lo tanto, anunciaron al mundo nuestra relación más íntima con nuestros hijos.

Muchas parejas recuerdan a la primera persona que les dijo estas dos palabras, "Te amo", y algunas incluso recuerdan detalles sobre ello. Por ejemplo, "Creo que la sorprendí un día", dice Martin, de 80 años. "Fue en la iglesia; le dije: «Te amo» y casi se desmayó".

El humor es, sin duda, una gran ayuda en el momento de desarrollar la intimidad.

La progresión del "yo" al "nosotros", el uso de verbos activos en lugar de verbos pasivos, la utilización de los nombres de pila en vez del nombre y apellidos o de los tratamientos, el uso de lenguaje que indica que la relación tiene futuro, y el nombre que se utiliza para referirse a la misma relación son indicadores que identifican el nivel de intimidad. Esta progresión hacia identificadores más íntimos tiene lugar a lo largo de toda la vida. Aunque el término *novio* tiene significados culturales de peso, se utiliza para describir una relación seria con cierto grado de intensidad en todas las edades. Las personas mayores se sirven de este término para comunicar la intimidad tan a menudo como lo hacen los adolescentes y los adultos jóvenes. Sólo hay que intentar hacer un mal uso de la palabra o bien etiquetar a alguien de manera equivocada y ver la reacción de malestar de los que se encuentran involucrados para darnos cuenta de la importancia que reviste el lenguaje relacional. Los adultos jóvenes son muy conscientes de las etiquetas públicas que utilizan cuando anuncian, u obvian, en Facebook o en MySpace que en un momento determinado tienen una pareja oficial. Hemos observado el mismo comportamiento en las personas mayores, cuando anuncian su estado oficial con palabras muy bien escogidas con el fin de dar a entender un nivel de intimidad a la vez que protegen a las personas involucradas en relaciones anteriores, y actualmente alejadas (hijos, hermanos y amigos).

Aunque la auto-revelación y el uso de ciertas palabras son fundamentales para la intimidad, utilizar el humor también puede proporcionar una buena base. Estudios científicos médicos y sociales recogen muchas muestras de que el humor y la risa tienen efectos psicológicos y fisiológicos positivos. La risa no sólo reduce los niveles de hormonas del estrés, sino que disminuye la depresión y mejora el estado de ánimo. Es interesante saber que la risa estimula y aumenta la actividad de las células inmunitarias, incluso de las células T, que atacan a las células cancerígenas y a los virus y los eliminan. Por lo tanto, literalmente, tener sentido del humor nos mantiene vivos y mantiene vivas las relaciones íntimas.

La mayoría de personas consideran que el sentido del humor es una característica atractiva en un amigo o en un potencial compañero romántico. Cynthia, de 76 años, dice: "No creo que me hubiera casado [con mi marido] si no hubiera tenido sentido del humor". Las emociones positivas asociadas a la comunicación con humor y a la risa refuerzan los sentimientos mutuos de estimación y de unión de la pareja, a la vez que contribuyen a tener una relación más satisfactoria. Además de aumentar el afecto, el humor también funciona como amortiguador en épocas de tensión y de conflicto. Por ejemplo, el humor puede comunicar importantes sentimientos de afecto a pesar de estar abiertamente en desacuerdo, o bien mitigar la tensión durante una discusión. El poeta Wystan Hugh Auden explica en pocas palabras la relación entre la risa y el amor cuando dice: "Las personas que me gustan no tienen nada en común; las que amo, sí: todas me hacen reír". La mayoría de las personas mayores con quienes hablamos para escribir este libro destacaron la habilidad de reírse juntos. Tanto los hombres como las mujeres señalaron que la intimidad iba vinculada al hecho de "hacer reír al otro", de "reírse juntos", de "reírse de uno mismo y de reír con el otro", y de "hacer el tonto" y de disfrutar de vivir y de reír cada día". El humor es, sin duda, de gran ayuda a la hora de desarrollar la intimidad; no obstante, algunos estudios demuestran que sólo ciertos tipos de humor funcionan de esta manera. Rod Martin, en su libro *The Psychology of Humor*, indica que las parejas que utilizan un humor más afiliativo y menos agresivo están más satisfechas con sus relaciones, tienen más proximidad y se esfuerzan más para resolver posibles problemas. Burlarse, ridiculizar, rechazar, o manipular a los demás indirectamente son ejemplos de humor *agresivo*, mientras que el humor *afiliativo* supone decir cosas graciosas, explicar chistes, y hacer bromas espontáneas e ingeniosas con el fin de divertir a los demás, para facilitar las relaciones y para reducir las tensiones interpersonales mediante la reafirmación de uno mismo y de los otros. Utilizar el humor afiliativo ayuda a la gente a tener éxito en las relaciones íntimas, porque tiende a reducir el estrés y a aumentar los puntos de conexión y de similitud.

La mayoría de gente ha oído el dicho "No es lo que dices, sino cómo lo dices". Esta frase va en la línea de aquello que muchos eruditos relacionales consideran: que la comunicación no verbal está más íntimamente ligada a la calidad de la relación que la comunicación verbal. Para referirse a los comportamientos no verbales que transmiten intimidad en una relación se utiliza la designación de indicadores no verbales de proximidad. Estos comportamientos se clasifican en: el comportamiento visual, el comportamiento proxémico (o la manera en que utilizamos el espacio), el contacto, el movimiento corporal, el comportamiento vocal (o cómo decimos las cosas), el uso del tiempo y el entorno construido.

Cuando alguien nos gusta, lo miramos. Cuanto más nos gusta alguien, más lo miramos. El contacto visual se acepta generalmente en todas las culturas y en todas las edades como un signo de atracción, de interés y de intimidad. De una manera mucho más sutil, las pupilas de los ojos se dilatan (se hacen más grandes) cuanto más nos atrae la persona a la que estamos mirando. El contacto visual directo es un signo indiscutible de interés y de conectividad. La otra persona únicamente tolera que alguien lo observe durante micho tiempo y fijamente si comparten con este alguien una relación íntima. Estas mismas miradas largas y penetrantes son terriblemente incómodas y producen angustia en otros contextos. La habilidad de ver bien disminuye con la edad. No obstante, no hay ninguna prueba de que el contacto visual sea menos significativo o esté menos relacionado con la intimidad cuando nos hacemos mayores. Es muy probable que las personas mayores lleven gafas o lentes de contacto cuando miran de forma amorosa a los ojos de su pareja. A veces, las gafas o una visión deficiente pueden interferir en nuestro comportamiento visual y llevar a malas interpretaciones. A pesar de todo, el contacto visual continúa siendo un fuerte indicador de intimidad.

La proximidad física en que colocamos nuestro cuerpo también es un excelente indicador de intimidad en una relación. Dejando de lado la libertad que tengamos para estar cerca o lejos de alguien, los científicos sociales han establecido el hecho de que las culturas tienen áreas de distancia diferentes ligadas a la intimidad relacional. Cuando interactúan, la cultura latinoamericana y la sudamericana, así como los países de los alrededores del Mediterráneo, se aproximan más que los norteamericanos. En la cultura española y latina, las relaciones personales también se pueden expresar mediante el uso que se hace del espacio personal y de la proximidad. No obstante, en todas las culturas las personas se aproximan más a las que consideran próximas que a las personas con quienes tienen una relación profesional o menos íntima. Se ha demostrado que la proximidad espacial también tiene relación con la intimidad. Mirar a alguien cara a cara nos sitúa en el ángulo corporal más íntimo, y se ha demostrado que las mujeres, sea cual sea su edad, son las que más lo utilizan a la hora de comunicarse. Interactuar en un mismo plano físico también se considera un signo de mayor intimidad. Una persona baja que interactúa con una persona alta o bien con una en silla de ruedas puede tener problemas a la hora de mantener un mismo plano de interacción. Las personas mayores son más bajas y acostumbran a utilizar utensilios para estabilizar su postura o bien para andar; por lo tanto, les puede resultar difícil comunicar intimidad refiriéndonos a que están a una mayor distancia de la comunicación no verbal. Unos niveles altos de contacto entre parejas denotan intimidad. La intimidad se asocia al contacto a lo largo de toda la vida. Cuanto más íntimas son nuestras relaciones, mayor es nuestra conducta de contactos. Los padres y los hijos se tocan, las parejas se tocan, y los amigos íntimos frecuentemente se tocan. En la mayoría de culturas, las mujeres tocan a los miembros de la familia y a los amigos del mismo sexo o del sexo opuesto más que los hombres. No obstante, en general los hombres utilizan el contacto de la misma manera para comunicar la intimidad en todas las relaciones. El contacto también es un comportamiento muy contextualizado y situacional. El momento en qué los individuos entran en contacto y el lugar donde lo hacen es relevante. Ciertos contactos son mucho más íntimos que otros. El contacto puede ser inapropiado, violento y dañino. Aceptar el contacto íntimo en lugar de rechazarlo es otro indicador importante en una relación. Lois, de 83 años, explica la manera en que su marido durante la etapa de vejez alimentó su creciente intimidad a través del contacto.

Las personas mayores... han demostrado que se cogen más de la mano y que se hacen más caricias en público que las parejas de otros grupos de edad.

"Después de conocernos, no teníamos demasiada intimidad sexual, pero él estaba allí, estaba conmigo. Un día en que estaba sentado en la mecedora mientras yo iba haciendo mis cosas me dice: «Ven, siéntate en mi regazo.»

Y le dije: «No puedo sentarme encima tuyo.» Y él me dijo: «¡Y tanto!» Y me atrajo hacia su regazo, me rodeó con sus brazos, apoyó mi cabeza en su hombro y me meció hasta que nos dormimos. Es una imagen encantadora. Fue increíble, ¿sabes?; son pequeños detalles. Me abraza durante la noche, me rodea con sus brazos. Tenemos que estar en contacto, nunca estamos separados. Tenemos contacto toda la noche."

Este contacto durante el ciclo del sueño es especialmente importante para alimentar la intimidad. Los estudiosos relacionales han descubierto que mantener el contacto interpersonal con una pareja durante el sueño es un indicador de intimidad y puede predecir una satisfacción duradera en las relaciones románticas.

En la cultura latina y en la española, el término *personalismo* se utiliza a menudo para describir cómo se expresa de forma comunicativa esta intimidad, como con abrazos, con apretones de manos, y con un contacto afectuoso. En España y en los países latinoamericanos, las relaciones que muestran un nivel alto de *cariño* se valoran mucho. Se considera *cariñosa* a la persona que muestra ternura en sus contactos físicos íntimos y una presencia emocional en sus interacciones. En las culturas españolas, ser *cariñoso* se considera uno de los mejores cumplidos. El contacto es más común y más significativo en España y en Latinoamérica que en Estados Unidos.

A medida que nos hacemos mayores, nuestra habilidad física por notar el contacto disminuye sensiblemente. También es cierto que en la cultura norteamericana, los adolescentes y los adultos más jóvenes consideran bastante negativo tocar a una persona mayor. El contacto físico entre profesionales de la salud y pacientes, entre profesores y alumnos, entre clero y feligreses está controlado y se han establecido diversos límites con respecto a la corrección de este contacto profesional. Aunque estas barreras físicas, culturales y éticas desarrollan claramente una función social positiva, han provocado que diversos científicos sociales expresen mucha preocupación ante la falta de contacto en las vidas de un gran número de personas mayores. Tocar a una persona mayor a menudo exige un abrazo más largo y firme. Las personas mayores que mantienen una relación sexual quizás se aferran al otro durante más tiempo de lo que una pareja más joven consideraría apropiado. La importancia de abrazarse, de hacer caricias y de darse besos se incrementa en las relaciones íntimas de la etapa de vejez. Las personas mayores quieren abrazar a sus nietos más fuerte y durante más tiempo de lo que los niños están acostumbrados y, a veces, eso no les gusta. Las personas mayores casadas o que tienen una relación sexual con otro individuo han demostrado que se cogen más de la mano y que se hacen más caricias en público que las parejas de otros grupos de edad. En algunos aspectos, la frecuencia y la duración de algunas muestras públicas de afecto de las personas mayores pueden parecerse a las de los adolescentes. El contacto tranquiliza, te hace saber que la otra persona está cerca, nos recuerda que aún estamos vivos y que somos vitales.

Sonreír, gesticular, afirmar con la cabeza, y una postura abierta y relajada son otros movimientos corporales que denotan intimidad. En todas las culturas, la sonrisa es un signo de calidez y accesibilidad. Nuestras expresiones faciales comunican la atracción y el bienestar que notamos en presencia de los demás. Las posturas abiertas, sin cruzar las piernas o los brazos, denotan confort e inclusión. Un signo indudable de intimidad relacional es un nivel alto de movimientos coordinados entre una pareja. Los movimientos coordinados o la sincronía corporal tienen lugar cuando una pareja anda o gesticula de manera sincronizada, talmente como si estuvieran bailando y el uno llevara al otro. Las parejas mayores que han estado juntas durante cierto tiempo tienen a menudo un nivel muy alto de movimientos corporales coordinados que facilitan las interacciones sociales.

La manera de utilizar la voz para comunicarnos puede tener un gran efecto en la manera en que los demás interpretan las nuestras palabras. El nivel tonal, el volumen, el ritmo, la pauta, y el tono de la voz comunican a la otra persona el sentido en que decimos algo. El sarcasmo es la habilidad de utilizar nuestra voz para comunicar al otro que quiero decir lo contrario de lo que las palabras significan realmente. Se trata de una habilidad comunicativa compleja que los niños no entienden hasta cierta edad; de ahí que se tomen las palabras en sentido literal. Es normal utilizar el habla infantil (*baby talk*) para dirigirse a los más pequeños, y se ha demostrado que no sólo ayuda a desarrollar las habilidades comunicativas de los niños, sino que también indica una relación próxima e íntima entre los padres y ellos. En cambio, utilizar el habla infantil cuando nos dirigimos a una persona mayor no se ha asociado a unos resultados tan positivos. Aunque ambas hablas comparten muchas características vocálicas, que se hable a una persona mayor como si fuera un niño se considera paternalista, hace decrecer la autoestima y el nivel de competencia de la persona a la hora de llevar a término las actividades diarias, y provoca que los estereotipos de los prejuicios contra la gente mayor se hagan más fuertes. Dirigirse a las personas mayores con un habla infantil no sólo ocurre en las interacciones profesionales entre el personal sanitario y los pacientes mayores, sino que también puede ser común en las relaciones familiares íntimas entre los hijos adultos y los padres mayores.

El uso de nuestro tiempo ha resultado ser un indicador de estatus y de importancia básico en todas las sociedades modernas. Pasar tiempo con alguien es señal de intimidad. Sin duda, queremos pasar tiempo con nuestros amigos íntimos y con los miembros de nuestra familia. Cuando empezamos a reorganizar nuestras vidas tan ocupadas con el fin de poder pasar más tiempo con alguien, estamos demostrando el nivel de intimidad que esperamos alcanzar o mantener dentro de aquella relación en concreto. Como hemos dicho en un capítulo anterior, nuestra percepción del tiempo puede afectar con quién escogemos interactuar el resto de nuestras vidas. Las personas mayores escogen interactuar con un número más pequeño de íntimos a medida que disminuye la percepción del tiempo que les queda de vida. Además, tardan más que los adultos jóvenes en hacer las actividades diarias (arreglarse, ir a comprar, hacer la cena, etc.); por lo tanto, tendrán menos tiempo para dedicarlo a la interacción, aunque estén jubiladas.

Los nietos de Rose Claire, de 84 años, le compraron un ordenador portátil para Navidad con las direcciones electrónicas de toda la familia. Después de abrir el regalo, le enseñaron cómo enviar y recibir correos electrónicos. Ahora, Rose Claire está en contacto con toda la familia.

Un último comportamiento no verbal importante que tiene un efecto directo en el nivel de intimidad de nuestras vidas es el entorno construido. La manera de organizar las ciudades, los pueblos, los edificios, los transportes, las casas, las instituciones y las habitaciones puede determinar quién es capaz de encontrar, de alcanzar y de mantener una relación íntima. Las personas mayores no tienen tanta movilidad como los adultos jóvenes y dependen mucho más de la planificación de la ciudad y del diseño arquitectónico para moverse y para llevar a cabo una actividad comunicativa. Las casas y las comunidades inteligentes que hoy en día se desarrollan en la mayoría de sociedades modernas utilizan las tecnologías de la comunicación para ayudar a las personas mayores a adaptarse a los numerosos retos que plantea el proceso de envejecimiento. Si una ciudad o una comunidad ofrece un transporte público asequible y accesible, aumentará el nivel de interacción de las personas mayores.

Las tecnologías de la comunicación se pueden utilizar para mantener la intimidad dentro de las familias y de las redes de amistades. Aunque hay algo de cierto en la opinión según la cual a las personas mayores les cuesta adaptarse a las nuevas tecnologías, como los teléfonos móviles y los ordenadores, existen pruebas irrefutables de que muchas utilizan las nuevas tecnologías de la comunicación y de que, sin duda, la generación del *baby boom* continuará utilizándolas en el futuro. Los nietos de Rose Claire, de 84 años, le compraron un ordenador portátil para Navidad con las direcciones electrónicas de toda la familia. Después de abrir el regalo, le enseñaron cómo enviar y recibir correos electrónicos. Ahora, Rose Claire está en contacto con toda la familia. También ha desarrollado las competencias del teléfono móvil y pronto empezará a enviar mensajes de texto.

Las relaciones personales se transmiten a través de nuestra comunicación verbal y no verbal. En todas las culturas, se comunica intimidad, y tenemos que adaptarnos y aumentar estas competencias para alcanzar y mantener relaciones íntimas hasta la etapa de la vejez. Hemos hablado de diversos comportamientos verbales asociados a la intimidad, como la autorevelación, la sensibilidad verbal, el diálogo de pareja y el lenguaje relacional. La comunicación verbal está fuertemente ligada a nuestro comportamiento no verbal. Verbalmente, podemos transmitir intimidad en nuestras palabras, pero, con la comunicación no verbal, mejoramos estos sentimientos íntimos con el contacto. La comunicación no verbal es un componente básico para experimentar la intimidad en la etapa de vejez. El tiempo que pasamos juntos, los entornos y la proximidad pueden transmitir sentimientos de intimidad durante la vejez. Colectivamente, la comunicación verbal y la no verbal facilitan la intimidad en nuestras conexiones relacionales. Esta habilidad para notar la intimidad se puede experimentar en muchos vínculos familiares y de amistad diferentes, y es básica para mantener una buena calidad de vida en la etapa de vejez. En el capítulo 5, estudiamos la intimidad en muchas y muy diversas relaciones, y subrayamos la importancia que tiene para nuestro bienestar tener vínculos íntimos múltiples en nuestra red social en la etapa de vejez.

CAPÍTULO 5

La intimidad y la diversidad de relaciones

Con la posible excepción de disfrutar de buena salud, la experiencia de la intimidad en las vidas de las personas mayores es el factor más significativo a la hora de adaptarse y de hacer frente al proceso de envejecimiento. Los estudios sociales han recalcado la importancia de tener al menos un confidente íntimo para nuestra calidad de vida cuando pasamos de los 65 años. Este confidente puede representar la diferencia entre la depresión y la felicidad, entre la buena salud o sufrir síntomas crónicos, entre gozar de una vida social activa o quedarse solo en una habitación cada día, entre disfrutar de una buena comida o contentarse con una cena precocinada. Aunque un confidente íntimo es claramente mejor que no tener nadie con quien compartir nuestros sentimientos más privados, disponer de una red de relaciones íntimas que cumplan funciones diversas y diferentes a medida que envejecemos puede ser mucho más satisfactorio y útil. La habilidad de llegar a la intimidad en un abanico de relaciones familiares y de amistad es clave para mantener una buena calidad de vida durante la vejez. Éste capítulo pone de manifiesto el hecho de que la intimidad puede encontrarse en muchas y muy diversas relaciones y que la combinación de estas relaciones íntimas en una vida social también íntima puede servir de red de seguridad para hacer frente a los posibles problemas de la edad.

A lo largo de este libro, hemos subrayado la importancia de centrar la intimidad no sólo en nuestros encuentros sexuales, sino en un número seleccionado de vínculos familiares y de amistad. Los adultos de edad avanzada tienen que gestionar sus redes relacionales en un contexto social distinto al de los individuos de otros grupos de edad. Ellos, por ejemplo, pueden sobrevivir a su cónyuge y a sus amigos. Después de que un cónyuge o un amigo se muere, se hace un vacío enorme en el mundo físico y emocional de la persona que ha quedado. No hay reglas consensuadas en ninguna cultura que puedan aconsejar a la persona que queda cómo hacer frente de la mejor manera a esta importante pérdida. A menudo, la familia, los amigos, la religión e, incluso, el gobierno dan consejos contradictorios. ¿Está bien tener citas? ¿Se puede encontrar a un nuevo amigo o a un nuevo cónyuge que sustituya a la pareja perdida? ¿Cómo se empieza este proceso de tener citas? ¿Cómo reaccionará la familia y los amigos cuando tenga citas o sustituya a la persona que ha muerto con una relación totalmente nueva? La vejez también puede ser una época de transición de la independencia a la dependencia. Esta transición acostumbra a tener lugar lentamente. Los adultos de edad avanzada pueden decidir trasladarse de un hogar amplio, donde han subido una familia, a una casa más pequeña que esté más cerca de los hijos; después, al cabo de unos años, se pueden trasladar a un apartamento en una comunidad de jubilados o bien a la casa de un hijo; más tarde, pueden optar por tener asistencia en el hogar y, finalmente, pueden trasladarse a una habitación en una institución de salud de larga estancia. Este traslado puede tener lugar dentro de la misma comunidad, pero a menudo supone dejar las redes de amistades presentes y la comodidad de los hábitos sociales. Esta "reducción" también se produce cuando los adultos más mayores deciden interactuar con más frecuencia en pocas relaciones íntimas de familia y de amigos. La vejez puede ser una época de resituación que coincide con una pérdida general de la movilidad física a causa del proceso de envejecimiento normal, con la consecuente inhibición o, como mínimo, el cambio de las posibilidades de interacciones frecuentes con los amigos de toda la vida.

Las relaciones íntimas que formamos a lo largo de nuestras vidas y que tratamos de mantener a medida que nos hacemos mayores funcionan de forma milagrosa a la hora de hacer frente a nuestras necesidades diarias. Tal como hemos indicado en diversas ocasiones, estas relaciones íntimas han demostrado aumentar nuestra salud física, mantenernos socialmente activos, evitar los brotes de demencia, crear una atmósfera en que volver a la sociedad es algo frecuente y reforzador y, en general, hacer que valga la pena vivir. Igual que con muchos otros aspectos de la vida, es arriesgado confiar todas nuestras necesidades y responsabilidades relacionales en una única relación. Durante la adolescencia y la primera etapa de la edad adulta, las parejas jóvenes a menudo construyen sus vidas el uno en torno al otro dejando al margen la familia y los amigos durante breves periodos de tiempo. La actitud de "todo lo podemos hacer nosotros solos" de alguna manera refuerza el vínculo de los jóvenes amantes, pero a riesgo de alejarse de otras personas que, de hecho, pueden ayudar a tomar decisiones que impliquen una ayuda económica o una experiencia que los jóvenes amantes no tienen. Esta actitud de "todo lo podemos hacer nosotros solos" se hace más peligrosa cuando entramos en la última etapa de la vida. Por ejemplo, para una pareja mayor casada y sin hijos, ni hermanos o amigos íntimos hacer frente con éxito a los retos de la edad resulta mucho más difícil que para una pareja mayor con diversos hijos, nietos y con una red de amigos.

Se ha demostrado que las relaciones íntimas mejoran la salud física, nos mantienen socialmente activos, evitan los brotes de demencia, crean una atmósfera en que volver a la sociedad es algo frecuente y reforzador y, en general, hacen que valga la pena vivir.

En la vida de un adulto de edad avanzada, cada relación íntima dentro de la familia puede hacer una función única que, además, se superponga a las otras. Los adultos mayores casados viven más, tienen mejor salud y están más satisfechos con la vida que los que no lo están. Es interesante tener en cuenta que los hombres mayores están mucho más satisfechos con su vida en general y con su matrimonio que las mujeres mayores. Los hombres mayores que pierden a la mujer (por defunción) o que se divorcian tienen más probabilidades de volverse a casar que las mujeres mayores. La compañía constante que comporta un matrimonio largo no sólo conforta, sino que es una fuente de salud física y mental para ambos individuos. Todas nuestras actividades de la vida diaria se hacen más fáciles y más divertidas cuando las compartimos con nuestro cónyuge.

Un matrimonio que ha durado 30, 40, 50, 60 e incluso 70 años se convierte en un entorno seguro y agradable en el que compartir los años que quedan de vida. Se ha puesto de manifiesto que las parejas mayores casadas utilizan, para hacer frente a sus conflictos, muchas más estrategias cooperativas que las parejas jóvenes casadas, que no superan la riqueza de intimidad de los matrimonios mayores ni en pasión ni en bienestar general. Como dice el Dr. Walter Bortz, autor de tres libros sobre el envejecimiento con salud y sobre la sexualidad durante la vejez, "La gente que mantiene relaciones sexuales vive más. La gente casada vive más. La gente necesita gente. Cuanto más íntima es la conexión, más poderosos son los efectos".

Después de la muerte del cónyuge y de pasar el periodo de luto, el cónyuge que queda entra en un mundo de posibilidades sociales que le es extraño. El luto a menudo está afectado por normas culturales, religiosas, familiares y de género, y, tradicionalmente, no implica la formación de nuevas relaciones. No obstante, llegará un momento en el que el cónyuge que queda empieza a considerar la posibilidad de llenar el vacío que ha dejado la muerte del otro cónyuge con una relación íntima. Se ha demostrado que para las personas mayores tener citas es tan excitante y angustiante igual como lo es para los mucho más jóvenes que ellos. Dado que en la mayoría de culturas modernas las mujeres acostumbran a tener mejor salud y a vivir más que los hombres, hay, pues, muchas más mujeres solteras con quienes tener citas que hombres. Sin embargo, la gran mayoría de personas mayores que están considerando o que han decidido empezar a tener citas después de quedarse viudas o después de un divorcio declaran sentirse extrañas y sin saber qué tienen que hacer o decir, o bien a dónde ir para conocer a una pareja aceptable. Es sorprendente que el hecho de tener citas resulte ser tan parecido entre la población ya envejecida y la joven. Los temas de conversación van del ámbito público al privado; el contacto pasa de menos íntimo a íntimo. Tradicionalmente, los hombres son los encargados de hacer el primer paso hacia la intimidad y se espera que actúen "caballerosamente", etc. La única diferencia interesante es que el tiempo que transcurre entre la primera cita y el primer encuentro sexual es mucho más corto en las parejas mayores que en las que son más jóvenes. Después de que la relación de citas ha llegado a un nivel de intimidad y de compromiso comparable al del matrimonio anterior, aparecen las consecuencias positivas de salud física y mental. Como dice Jim, de 83 años, "Mi vida empezó cuando me casé con Beth (¡a los 60 años!)".

Un gerontólogo social famoso dijo que, para asegurar una buena calidad de vida durante la vejez, se debería tener una hija. En todas las culturas conocidas, las hijas son las principales cuidadoras de sus padres cuando se hacen mayores. De hecho, cuando las mujeres no están disponibles, las nueras hacen el papel de cuidadoras con mucha más frecuencia que los hijos. La intimidad que existe en la relación entre el hijo adulto y el padre o la madre mayor a menudo se traduce en cuidar de su estado físico, psicológico y social, proceso que puede durar diversas décadas. En las culturas latinas y suramericanas, se acostumbra a encontrar a personas mayores que conviven con diversas generaciones de otros miembros de la familia. Las personas mayores norteamericanas acostumbran a vivir solas hasta que, finalmente, se trasladan a alguna institución sanitaria.

Al margen de la manera de vivir, los latinoamericanos, los suramericanos y los norteamericanos mantienen tradicionalmente vínculos íntimos con los miembros de la familia de más edad y les proporcionan, cuando hace falta, apoyo físico y mental. En la vida de una persona mayor, la combinación de un cónyuge (o de un/-a compañero/-a importante) y al menos una hija asegura una base sólida para que la cuiden . Para Jeanette, de 75 años, su hija es todo lo que necesita para vivir los años que le quedan. Dice que la hija es su "roca", que se ocupa de ella. Recuerda, orgullosa, que un día la presentó diciendo: "Sí, ésta es mi madre, pero también es mi mejor amiga". La intimidad que comparten Jeanette y su hija no es única. Muchas madres, como Sharon, de 81 años, señalan que sus hijas las cuidan cuando tienen crisis de salud y que son sus confidentes más íntimas. Sharon dice que su hija está allí cuando la necesita. "Ella puede empezar una frase y yo casi la puedo acabar. Somos muy parecidas".

No sólo las hijas cuidan y dan apoyo a los padres cuando se hacen mayores. En América del Norte y en España es cada vez más importante el vínculo íntimo y largo que se forma entre abuelos y nietos. Como se ha mencionado en un capítulo anterior, el hecho de que vivamos más tiempo crea la oportunidad de establecer vínculos familiares multigeneracionales que duran muchas décadas.

Los abuelos se sienten importantes cuando transmiten la historia y la sabiduría familiar a sus nietos; los nietos, al mismo tiempo, no sólo hacen posible esta generatividad, sino que pueden servir de cuidadores adicionales y de amortiguadores emocionales, familiares e intergeneracionales cuando surgen conflictos entre padres e hijos. Universalmente, los abuelos expresan grandes niveles de satisfacción por los éxitos de sus nietos y, a menudo, disfrutan de un sitio privilegiado en las bodas de los nietos, en las reuniones familiares, y en otras etapas de la vida de sus nietos. Además de ofrecerles "palabras sensatas", los abuelos ayudan a sus nietos a costearse estudios superiores, coches nuevos y entradas para casas.

Volver a una interacción frecuente y a una intimidad activa con los hermanos durante la vejez se ha relacionado con niveles altos de bienestar.

Al mismo tiempo, como se ha dicho antes, en la cultura latina y en la española, es más común encontrar familias multigeneracionales que viven juntas en una misma casa. Por lo tanto, los abuelos españoles y latinos comparten a menudo espacio vital y ven a sus nietos cada día. Estos entornos compartidos ofrecen a los abuelos más oportunidades de mejorar la intimidad en las interacciones entre abuelos y nietos. De hecho, estudios recientes que se han hecho en España indican que los nietos tienen, ante el hecho de vivir con los abuelos, una actitud más positiva que la de los hijos de los mismos abuelos.

Las relaciones entre hermanos también pueden cubrir las necesidades físicas y emocionales de las personas mayores. Se ha demostrado sobre todo que las hermanas de edades avanzadas aumentan su actividad interactiva con hermanos y hermanas durante la vejez. A menudo se pide a las hermanas que hagan de cuidadoras juntamente con el cónyuge y el hijo adulto. Las hermanas mayores han puesto de manifiesto que son buenas cuidadoras de los hermanos más pequeños y que les pueden hacer de segundas madres durante la vejez. Volver a una interacción frecuente y a una intimidad activa con los hermanos en esta etapa de la vida se ha relacionado con niveles altos de bienestar. Un número bastante sorprendente de hermanos se traslada a vivir juntos después de que sus cónyuges han muerto. A pesar de que esta nueva situación es más común entre hermanas, dos hermanos o bien la combinación hermano-hermana también saborean las ventajas emocionales y financieras de vivir juntos en la vejez. Susan (de 77 años) nos dijo que se sintió perdida después de que muriera el que había sido su marido durante 45 años. "Detestaba vivir sola. Después de estar sufriendo dos años en la casa que había compartido con mi marido, mi hermana me pidió que me trasladara a su casa. Ha sido la mejor decisión de mi vida".

Todas las diferentes relaciones familiares e íntimas que se han tratado más arriba funcionan para ayudar a las personas mayores a hacer frente a los retos que plantea el proceso de envejecimiento. Cada una de estas relaciones puede ser única respecto a su dinámica relacional y, al mismo tiempo, puede proporcionar más atención y compañerismo. La habilidad de mantener vínculos familiares íntimos durante la vejez supone, para los hombres y las mujeres mayores, una base sólida que puede asegurar una vida saludable y feliz durante la última etapa de la vida. En la cultura latinoamericana y en la cultura española, se prioriza mucho la conectividad familiar. Este valor cultural se extiende a toda la red familiar. En otras palabras, las relaciones con todos los miembros de la familia se valoran y se mantienen a lo largo de toda la vida. Este valor cultural, a menudo llamado *alocentrismo*, significa que los individuos enfatizan la importancia de mejorar y de mantener los vínculos familiares.

Una conclusión importante de los estudios sociales relacionados con las vidas de las personas mayores es el papel esencial que juega la amistad en las últimas etapas de nuestra vida. Los amigos nos aportan satisfacción emocional y abren nuestro mundo social de una manera en que los miembros de la familia no pueden hacer. La amistad está muy relacionada con los sentimientos de bienestar y de satisfacción en la vida. Quizás la mejor manera de explicar la importancia de una red íntima de relaciones familiares y de amistad durante la vejez es dejar claro que las relaciones familiares son fundamentales y primordiales en nuestro intento de satisfacer las necesidades emocionales y físicas básicas a medida que nos hacemos mayores.

Las relaciones de amistad que mantenemos a lo largo de nuestra existencia marcan la diferencia entre simplemente sobrevivir o bien disfrutar de la vida. Las amistades son voluntarias e igualitarias. Es difícil que se sienta culpabilidad, envidia o rivalidad respecto a la amistad. A diferencia de las relaciones familiares, en nuestras relaciones de amistad no existe ninguna obligación de comportarse de una determinada manera. En la vejez, la amistad puede equipararse a la relación que compartimos con nuestro cónyuge o con nuestros hermanos. Las parejas felizmente casadas a menudo consideran a su cónyuge su mejor amigo.

La naturaleza misma de la relación de amistad cambia con la edad. Algunos estudios han demostrado que las amistades de adolescencia y de la primera etapa de la vida de adulto no son tan complejas y dinámicas como las amistades de la vejez. Las personas mayores presentan niveles múltiples de amistades, que incluyen a viejos amigos, con quienes no se ha tenido ningún contacto durante años, y a amigos nuevos, unas relaciones íntimas que se han desarrollado recientemente debido a la transición de una casa a otra. Las personas mayores han desarrollado habilidades comunicativas excepcionales a lo largo de la vida para mantener un gran número de amistades con diferentes niveles de intimidad. Los viejos amigos tienen prioridad, pero de ninguna manera reducen la comodidad y la proximidad que se puede encontrar en las amistades nuevas. ¡Los mayores son buenos amigos!

Puede existir tensión entre las relaciones familiares y las relaciones de amistad. Esta tensión pocas veces proviene del amigo, sino que acostumbra a ser el resultado de que miembros de la familia pongan en entredicho la importancia o la proximidad de la relación de amistad. La tensión es común durante la adolescencia, cuando los padres cuestionan si es apropiado que su hijo o su hija vaya con un determinado amigo o grupo de amigos. Lo mismo puede ocurrir con los hijos adultos que se preguntan si son necesarias las amistades en la última de etapa de la vida, dado que, como hijos y nietos, pueden cubrir todas sus necesidades. Los hijos adultos tienen a menudo problemas para aceptar el hecho de que son incapaces de cubrir todas las necesidades emocionales y sociales de sus padres. Eso puede llegar a ser especialmente problemático si, en la vejez, un padre quiere establecer una relación sentimental seria o, incluso, casarse. "Los hijos complican las cosas", dice Gerald, de 79 años. "Tienes que preocuparte de su opinión; algunos lo encuentran bien; otros, no, y otros piensan que perderán la herencia si te casas". Karen, de 79 años, comprende que sus hijos la quieren y que sólo desean lo mejor para ella, pero le molesta que crean que no puede tomar sus propias decisiones. La tensión entre los hijos adultos y los padres mayores puede comportar un debilitamiento de la red social necesaria para mantener un alto nivel de calidad interactiva en las vidas de las personas mayores.

Para adaptarse con éxito a los numerosos retos que comporta hacerse mayor hay que establecer una red sólida y complementaria de relaciones familiares y de amistades íntimas. Como se ha dicho, estas relaciones no siempre pueden parecer apropiadas a todos los que forman la red relacional. Se pueden herir los sentimientos y se pueden disparar las emociones, si la persona mayor decide pasar más tiempo con un hijo, un nieto o un amigo en lugar de pasarlo con otros miembros de la familia o con otros amigos. No siempre resulta fácil entender que diferentes relaciones cubren necesidades diversas. En último término, es siempre mejor establecer un diálogo sincero y abierto con todos los miembros interesados y considerar seriamente la vida desde la perspectiva de la persona mayor.

Necesitamos a la gente desde el momento en que llegamos al mundo hasta que lo dejamos. La intimidad se puede conseguir y se puede mantener en muchas y muy diversas relaciones a lo largo de las nuestras vidas. Estas relaciones íntimas mejoran nuestra salud, sobre todo en la vejez, porque aumentan el bienestar físico, nos mantienen socialmente vivos, y refuerzan la felicidad de la vida. Las personas mayores pueden tener múltiples relaciones íntimas dentro de la familia, cada vínculo de las cuales realiza funciones diferentes a la hora de mantener una buena calidad de vida. La intimidad en la relación entre los hijos adultos y los padres mayores mejora con el tiempo e, incluso, puede funcionar a la inversa cuando los hijos se convierten en los cuidadores de los padres. Además, la relación entre los abuelos y los nietos es una oportunidad importante de manifestar la generatividad, porque los abuelos transmiten la historia familiar y dan apoyo a los padres de mediana edad y a los hijos adolescentes. Durante la vejez, los hermanos se proporcionan apoyo emocional mutuo, ya que a menudo retoman la intimidad en su relación. La familia es importante, pero no hay que dejar de lado a las amistades. Los amigos pueden ampliar nuestro mundo social de una manera que no siempre pueden hacer los familiares. Las personas mayores no sólo mantienen un alto nivel de intimidad en sus relaciones a lo largo del tiempo, sino que su comportamiento es básico para crear un entorno social en el que se pueda cultivar la intimidad. En nuestro capítulo final, examinaremos los principios fundamentales de la intimidad en la vejez en que nos hemos concentrado a lo largo del libro.

CAPÍTULO 6

Cómo conseguir y mantener la intimidad en la vejez

El principal mensaje de este libro es subrayar la importancia que reviste alcanzar y mantener la intimidad en una variedad de relaciones a lo largo de la vida. La vejez, en concreto, puede ser un periodo de cambio y transición que a menudo pone a prueba nuestra habilidad para mantener la intimidad relacional que hemos podido conseguir a lo largo de toda nuestra vida y para establecer nuevas relaciones que se convierten en íntimas. Con la muerte, las personas mayores pierden a los amigos y a los compañeros íntimos; además, pueden tener problemas de salud, que, a veces, obstaculizan su movilidad y, por lo tanto, hacen que sea mucho más difícil llevar a término las actividades diarias que antes resultaban tan simples. Los mayores tienen que acostumbrarse a las nuevas tecnologías de la comunicación que, por otra parte, pueden hacer que la comunicación con los íntimos sea mucho más fácil, pero exigen también un periodo de aprendizaje que puede resultar molesto. Todavía más importante, quizás, es que las personas mayores se enfrentan a unas leyes culturales estereotipadas que prohíben una vida íntima activa.

Creemos que las personas mayores no sólo pueden mantener un nivel alto de consistencia en sus relaciones íntimas, sino que también pueden ser proactivos y crear un entorno social en el que se alimente y desarrolle la intimidad.

Con todos los posibles retos y con las oportunidades a que hacen frente las personas mayores mientras se adaptan al proceso de envejecimiento, el deseo de mantener la intimidad se conserva fuerte y, ciertamente, ésta se puede conseguir a lo largo de nuestra última etapa. Existen cinco principios generales que resumen la intimidad en la etapa de la vejez.

Principio 1: La intimidad es un sentimiento de conexión, calidez, confianza, felicidad y apoyo que se coconstruye con otra persona.

El sentimiento de intimidad lo experimenta el individuo. No obstante, este sentimiento depende de nuestras interacciones sociales con los demás. La intimidad no se puede alcanzar ni se puede mantener sin un compromiso social activo en las relaciones familiares y/o de amistad. Si nos centramos en el sentimiento individual de intimidad sin reconocer la importancia del otro o de los otros, o bien del proceso de comunicación necesario para promover el desarrollo de las relaciones íntimas, simplemente no llegaremos al verdadero dominio de la intimidad en nuestras vidas. Puede parecer un principio bastante simple, pero la intimidad no se puede conseguir sin una pareja con la cual relacionarse. Por lo tanto, el otro es tan importante como uno mismo en cualquier tema de intimidad. La disponibilidad de los demás y las competencias comunicativas que permitirán la intimidad, pues, son de máxima importancia para las personas mayores. No hace ningún bien y, de hecho, puede resultar muy dañino, que las sociedades, las familias y los individuos reconozcan la importancia de la intimidad en la vejez y, en cambio, no proporcionen el apoyo ni los medios para recompensar la interacción que finalmente conducirá a una relación íntima.

Principio 2: La intimidad, incluyendo la intimidad sexual, se puede alcanzar y se puede mantener durante la vejez.

Que "ser joven es bueno y deseable" es una creencia que penetra en todas las culturas modernas y que ha creado un mundo lleno de prejuicios contra la vejez. El estereotipo más notable y dañino que se deriva de nuestra preocupación por todo lo que tiene que ver con la juventud es la idea de que, a medida que envejecemos, nuestros encuentros sexuales tendrían que reducirse en frecuencia y en calidad. Aunque, ciertamente, las personas mayores tienen que convivir con los retos propios de la vejez, esta etapa no es de ninguna manera un periodo con una actividad sexual inexistente o muy reducida. Una razonable buena salud, la disponibilidad de parejas sexuales, y los medicamentos que ayudan a la actividad sexual han actuado positivamente a la hora de hacer posible que las personas mayores puedan mantener un nivel de actividad sexual apropiado en sus relaciones íntimas. Además, organizaciones como Pure Romance ofrecen programas educativos y productos para mejorar la salud y la actividad sexual de mujeres y hombres de todas las edades. Quizás un objetivo para la segunda mitad de la vida es llegar a ser más experto en nuestra sexualidad. A menudo, los libros y las revistas explican técnicas útiles, como diferentes tipos de juegos previos y de posturas que pueden mejorar el conocimiento y aumentar la variedad. La mayoría de gente (jóvenes y viejos) se puede beneficiar de una mejor comprensión del funcionamiento del cuerpo de su pareja, que puede ser útil a la hora de anticiparse y de responder a las necesidades de las respectivas parejas. La mayoría de relaciones florecen en entornos donde hay un equilibrio mutuo entre amor y sólo sexo. La flexibilidad sexual es esencial para cubrir las necesidades de los dos.

Incluso se puede decir que todos los tipos y niveles de intimidad pueden ser más importantes y se pueden vivir con más intensidad y habilidad a medida que avanza la vida. Cuando se les pregunta sobre su comportamiento sexual, las personas mayores hablan de un abanico y de una frecuencia de deseos y de preferencias sexuales muy amplio. Estos comportamientos y deseos no son muy diferentes de los que mencionan los adultos jóvenes y de mediana edad. Los factores principales que limitan los encuentros sexuales de las personas mayores resultan ser la falta de una pareja sexual, el miedo a la limitación física, un entorno que no ofrece la privacidad necesaria, y las actitudes culturales, religiosas o familiares que intentan prohibir la actividad sexual en la vejez. Cada uno de estas barreras para una vida sexual activa y satisfactoria se puede superar. Es más que gratificante que las personas mayores que hemos entrevistado para hacer este libro digan que uno de los grandes placeres de la vida no se tiene que acabar sólo porque pasamos de cierta edad. Tener orgasmos a los 80 es un mantra maravilloso para la vejez.

Principio 3: La intimidad se puede alcanzar y se puede mantener en muchas y muy diversas relaciones familiares y de amistad.

Las conversaciones sobre intimidad en la población adolescente o que está en las primeras etapas de la edad adulta acostumbran a centrarse en las relaciones sexuales y, por lo tanto, a menudo dejan de lado el hecho de que se puedan obtener unos niveles altos de intimidad en nuestras relaciones familiares y de amistad sin que haya un componente sexual. Los sentimientos fuertes de conexión, calidez, confianza, felicidad y apoyo no son exclusivos de las relaciones sexuales. Las personas mayores alcanzan y mantienen unos niveles de intimidad altos en una gran variedad de relaciones familiares y de amistad. El matrimonio, la relación entre hijos adultos y padres mayores, la relación entre hermanos, o la relación entre abuelos y nietos, pueden ser íntimos y ayudar a cubrir las necesidades emocionales y de salud de la persona mayor. Las relaciones familiares son los cimientos sobre los que construimos una buena calidad de vida. Los individuos más infelices y deprimidos son aquellos que han perdido a su cónyuge por defunción o por haberse divorciado, o bien los que no han mantenido una buena relación con sus hijos y hermanos. No hay duda de que es positivo mantener la intimidad a ser posible en múltiples relaciones familiares a lo largo de la vida.

Las relaciones de amistad pueden ser bastante diversas y, a menudo, ayudan a mantener los vínculos de las personas mayores con la comunidad y con un mundo social más amplio. En ciertos momentos importantes de la vida, puede existir tensión entre las relaciones familiares y las de amistad. Las relaciones familiares simplemente no pueden cubrir todas las necesidades emocionales y sociales de los mayores. Para un hijo o una hija adulto, puede resultar difícil darse cuenta de que no satisface completamente los deseos físicos y emocionales de un padre mayor. Las amistades funcionan de una manera diferente y muy importante, y a menudo aportan a la persona un gran gozo y felicidad a medida que va envejeciendo. Una combinación de relaciones familiares íntimas y relaciones de amistad íntimas es clave para alcanzar la satisfacción en la vida.

Contrariamente a lo que se piensa, la intimidad no quiere decir en absoluto falta de conflicto, sino tratar el conflicto de manera respetuosa, evitar la crítica y el desprecio, hablar incluso de los temas más delicados, intentar no estar a la defensiva, y solucionar los problemas de comunicación.

Principio 4: Una buena comunicación es el mecanismo adecuado para alcanzar y mantener la intimidad.

Como hemos dicho en el principio 1, la intimidad se coconstruye en una relación íntima con otro individuo. Por lo tanto, hay que tener un cierto nivel de competencia comunicativa para entrar en un contacto activo con las demás personas. Muchos mayores pertenecen a una generación en la que el sexo era un tema tabú; sin embargo, las conversaciones en las que se habla abiertamente de sexo se han hecho cada vez más comunes a lo largo de los últimos cuarenta años. Verbaliza tus pensamientos sobre hacer el amor. Di a tu pareja qué esperas físicamente y emocionalmente a medida que tu cuerpo experimenta los cambios inevitables del envejecimiento. En todas las relaciones, la intimidad requiere una interacción frecuente, abrirse al otro, saber escuchar, y dominar el lenguaje para comunicar intimidad el uno al otro o bien a otros que no forman parte de la relación. Contrariamente a lo que se piensa, la intimidad no quiere decir en absoluto falta de conflicto, sino tratar el conflicto de manera respetuosa, evitar la crítica y el desprecio, hablar incluso de los temas más delicados, intentar no estar a la defensiva, y solucionar los problemas de comunicación. La comunicación verbal permite que cada participante en la relación sepa qué le gusta y qué no le gusta del otro y conozca sus actitudes, deseos y aspiraciones. Las personas mayores pueden compartir historias personales y ajenas que ponen de manifiesto sus sentimientos más privados y sus fantasías más secretas. Los viejos amigos se pueden poner al día y los nuevos pueden indicar rápidamente cuándo volver a encontrarse.

La comunicación no verbal también juega un papel importante en la habilidad de una persona mayor para llegar a la intimidad y para mantenerla. El tacto, la gesticulación, el uso adecuado del tiempo, las expresiones faciales, la mirada y unos movimientos coordinados contribuyen positivamente a nuestros sentimientos de intimidad. La gran noticia para los mayores que quieren establecer una nueva relación es que los comportamientos verbales y no verbales relacionados con la intimidad se pueden aprender. Aunque es cierto que unas cuantas personas elegidas parecen tener un "encanto" o una facilidad para interactuar que les aporta un nivel alto de competencia social, la gran mayoría de personas mayores tienen la experiencia interactiva para dominar el comportamiento comunicativo verbal y no verbal que hace falta a la hora de alcanzar y mantener un nivel satisfactorio de intimidad en sus vidas.

Principio 5: Una red íntima de familiares y de amigos es un aspecto fundamental de nuestra felicidad, de nuestro bienestar y de nuestra calidad de vida en la etapa de vejez.

Este último principio enfatiza la importancia de tener una red diversa de relaciones íntimas a medida que nos hacemos mayores. Es la época de la vida en la que las redes sociales son más importantes para poder hacer frente y adaptarse a los retos de la actividad diaria. Al paso que se percibe que se acerca la muerte, las personas mayores aumentan la frecuencia y la intensidad de las relaciones emocionales íntimas, y escogen a unas cuantas para cubrir sus necesidades sociales y físicas a medida que entran en los últimos años de vida. Simultáneamente, cada una de estas relaciones íntimas lleva a cabo funciones exclusivas de la gente mayor que ninguna otra relación puede satisfacer; también sirven de apoyo y cubren necesidades similares.

Los retos más serios a los que tienen que hacer frente las personas mayores son las barreras físicas y de actitud con respecto a si es o no apropiado mantener una red relacional diversa durante la vejez. Los miembros de la familia quizás no se dan cuenta de la importancia que tiene para las personas de edad avanzada mantener relaciones íntimas con los amigos. Los demás pueden pensar que pasar tiempo sin los hijos y los nietos es señal de egoísmo y que no es, ciertamente, lo que un "buen" padre o abuelo debería hacer en esta etapa de la vida. Los gobiernos locales no priorizan ni el transporte público ni los temas de seguridad pública que permitan a las personas mayores visitar a las familias y a los amigos. A la hora de planificar las ciudades y de poner en práctica estrategias que aumenten la viabilidad económica del vecindario, no se han tenido en cuenta las necesidades de las personas mayores. Las compañías de seguros y el personal médico no facilitan que se disponga de los fármacos y demás terapias que ayudan a mantener la vida sexual. Sabemos que las personas mayores quieren continuar teniendo niveles de intimidad altos a lo largo de toda su vida. A menudo, las actitudes de los demás, al margen de las limitaciones del entorno físico, pueden evitar o, al menos, pueden provocar que sea casi imposible llegar a tener intimidad y a mantenerla dentro de una red diversa de relaciones.

Hemos empezado este libro con el hecho histórico de que los poetas y los narradores de historias de todas las culturas siempre han glorificado la importancia de la intimidad y de las relaciones íntimas. Hace poco que los científicos sociales se dedican a estudiar la intimidad en las relaciones que tenemos a lo largo de la vida. La gran ventaja de formar parte de una red de relaciones íntimas y diversas es que nos hace felices. Las personas mayores son más felices cuando mantienen un nivel de intimidad adecuado en sus redes relacionales. Ningún otro factor de nuestras vidas (la salud, la riqueza o, incluso, la personalidad) ni puede existir ni puede garantizar la felicidad sin una buena dosis de intimidad en nuestras vidas. Tal como declaró el actor americano Jack Nicholson, de 70 años, "Mi grupo de edad aspira [a conseguir el amor verdadero y la intimidad]". Desde el momento en que llegamos al mundo, la intimidad se convierte en un factor muy importante para nuestro bienestar y para nuestra felicidad. Para acabar como hemos empezado, con poesía, veamos cómo la naturaleza del proceso de envejecimiento y de la intimidad queda reflejada de manera muy elocuente en los siguientes versos de un poema del Robert Browning:

¡Envejece a mi lado!
Lo mejor todavía no ha llegado,
El final de la vida, para el cual fue creado el comienzo:
Nuestros tiempos están en Su mano
Y Él dice: "Todo lo he ordenado,
La juventud sólo muestra una parte de ello; confiad en Dios:
miradlo todo
¡Sin miedo!"